医院品管圈推动指导手册

主　　编：王临润　李　盈　王建平

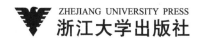

ZHEJIANG UNIVERSITY PRESS
浙江大学出版社

图书在版编目(CIP)数据

医院品管圈推动指导手册 / 王临润，李盈，王建平
主编. — 杭州：浙江大学出版社，2019.8(2023.12 重印)
　　ISBN 978-7-308-19341-2

　　Ⅰ. ①医… Ⅱ. ①王… ②李… ③王… Ⅲ. ①医疗质
量管理－手册 Ⅳ. ①R197.323.4-62

　　中国版本图书馆 CIP 数据核字(2019)第 145896 号

医院品管圈推动指导手册

王临润　李　盈　王建平　主编

责任编辑	张　鸽
责任校对	季　峥
封面设计	续设计
出版发行	浙江大学出版社
	（杭州市天目山路 148 号　邮政编码 310007）
	（网址：http://www.zjupress.com）
排　　版	杭州朝曦图文设计有限公司
印　　刷	杭州高腾印务有限公司
开　　本	710mm×1000mm　1/16
印　　张	14.25
字　　数	276 千
版 印 次	2019 年 8 月第 1 版　2023 年 12 月第 5 次印刷
书　　号	ISBN 978-7-308-19341-2
定　　价	68.00 元

版权所有　侵权必究　　印装差错　负责调换

浙江大学出版社市场运营中心联系方式：0571—88925591；http://zjdxcbs.tmall.com

《医院品管圈推动指导手册》
编　委　会

主　　编：王临润　李　盈　王建平

副主编：吴李鸣　陈　锦　饶跃峰　羊红玉　杭汉强

编　　委：(按姓氏笔画排序)

马葵芬　马　楠　王建平　王临润

王海苹　冯玉权　冯志仙　羊红玉

孙小莉　李　盈　李　菌　杨志海

吴李鸣　汪　洋　沈陶冶　张　一

张幸国　张国兵　陈　建　陈　锦

林　栋　杭汉强　金国利　周　俊

饶跃峰　楼　燕

序 言
Foreword —————————————————

随着科学技术的飞速发展以及经济全球化进程的持续推进,传统的质量持续改进观念正逐渐被质量持续创新观念所覆盖。近年来,随着医疗改革的深入,国务院针对医药卫生体制改革出台了一系列政策,而这些政策的颁布对我国医院管理和服务模式产生了极大的影响,包括人才队伍建设、医疗服务水平、药品供应保障、信息化服务和监管系统等。在"健康中国"战略的新形势下,我国医院系统面临质量管理理念的发展。我国新的《医疗质量管理办法》于2016年11月1日起正式实施,其中公布了六种质量管理工具,分别是全面质量管理、PDCA循环管理、品管圈管理、诊断相关分组管理、单病种管理及临床路径管理。新的《医疗质量管理办法》要求医疗机构、医院人员能够熟练应用这六种质量管理工具。如何通过传统的质量改进工具对医院的阶段性变革过程进行精简与合理化改造亦成为现阶段导入质量管理实践的新契机。

以患者为中心,全面提升医疗服务质量是医疗机构永恒的主题,也是一家医疗机构综合管理水平的重要标志。在众多的品质管理工具中,品管圈可短期见效,易持续开展,不仅是质量改善的利器,而且是医疗质量管理与控制体系、医疗服务体系规范化、专业化、标准化、精细化和信息化的强有力保障。

浙江省医疗机构品管圈活动一直走在全国前列,成为医疗行业标杆性存在。而以浙江省医院协会为代表的行业协会也一直在推动品管圈活动的持续开展,从引入到发展再到引领。浙江省医院品管圈在该过程中实现了自我成长和蜕变,推动模式不断创新,也收获了累累硕果,率先建立品管圈的推动组织,推进了同质化的活动过程,构建起竞争性的合作平台,培养出本土化的专家讲师,营造好立体式的品管氛围,实现品管圈的纵深发展,深化医疗机构评审标准;同时也有效地促进了全国性品管圈的进程,为推动全国医疗机构的持续质量改善做出了巨大贡献,在全国享有较高的地位和影响力。

管理方法在具有高效性与灵活性的同时,成为衡量单位质量竞争力的关键指标,而快速、高效的组织惯例更新能力则被认为是组织应对复杂动态环境进而获取质量竞争优势的关键。由此,如何通过质量管理实践促进单位内快速、持续、高效的组织惯例更新已成为当代超竞争环境下质量管理研究的新挑战。得益于丰富的实践基础,浙江省医院品管圈团队已先后编撰出版了《医院品管圈活动实战与技巧》《医院品管圈辅导手册》《医院品管圈圈长手册》《医院品管圈进阶手册》《课题达成型品管圈操作手册》等,感谢他们将宝贵的经验和心得体会无私奉献出来。而今,作为系列指导丛书之一的《医院品管圈推动指导手册》在浙江省医院协会的鼎力支持下即将问世,其出版将进一步完善品管圈的相关理论和方法。该书的编写角度有别于丛书内其他图书,抓住关键环节,直面现实问题,围绕质量管理实践如何影响组织运营惯例更新这一核心问题而展开。相信其一定会为当前品管圈活动的持续开展带来新的思路。

衷心期望广大医疗工作者们能够在此书的帮助下进一步运用好品管圈等质量管理方法,进一步推动我国医疗机构质量的持续改善,为我国医疗事业的健康发展添砖加瓦。

浙江省医院协会　会长

2019 年 5 月

前　言

Foreword ————————————

医疗质量是医院的生命线，也是医疗机构管理者常抓不懈的一项系统工程。品管圈作为一种质量管理方式，是当前最受欢迎的持续改进医疗质量与安全的重要手段。近年来，在医院的医疗质量持续改进过程中，品管圈得到了深入而广泛的运用，并于2016年被国家卫生和计划生育委员会明确写入了《医疗质量管理办法》。而医院品管圈也从引入之初的星星之火，进而燃成了燎原之势，有效地推动了全国医疗机构的持续质量改善。

10年来，我国的医院品管圈践行者都在积极着力探索具有自身特色的发展之路，并树立起良好的品牌示范效应，在推动模式、活动范畴、内涵品质等方面不断创新和延伸。浙江省医院品管圈活动在国内起步较早。2008年，浙江省医院品管圈以医院药学团队为最初发起者，正式吹响号角，并逐步引领品管圈推动模式的创新、探索与实践进程，收获累累硕果。我们在国内率先建立品管圈的推动组织，推行同质化的活动过程，构建竞争性的合作平台，培养出本土化的专家讲师团，营造立体式的品管氛围，实现医院品管圈的纵深发展，在深化医疗机构评审标准的同时也有效地促进了全国性品管圈的进程。

当前，我国医院品管圈已从最初对各种品管手法学习的关注上升至自我革新的阶段，即思考如何持续推动、不断深化，如何从个体的质量改善活动变成一种质量管理文化的问题，这需要我们思考新的推动方式，在一批成功者的探索经验的基础上，注入新的理念，拓展新的运行模式。得益于丰富的实践基础及强有力的学术支撑，浙江省医院品管圈团队已先后出版了《医院品管圈活动实战与技巧》《医院品管圈辅导手册》《医院品管圈圈长手册》《课题达成型品管圈操作手册》等，感谢他们无私分享宝贵的经验和心得体会。而今，作为系列指导丛书之一的《医院品管圈推动指导手册》即将出版，将进一步完善品管圈的相关理论和方法，直击医院品管圈推动工作中的关键环节，直面现实问题，有助于解决品管圈开展过程中遇到的难题，帮助更多的品管圈使用者开阔视野。我国医院品管圈还有极大的发展空间。据估算,以我国1万多家医院的体量,每家医院做10个圈计算,我国每年至少开展10万余圈。但目前国内累计的品管圈仅有1万圈。因此,持续推广工作任重道远。我期待,本书的出版能够为当前品管圈活动的持续开展带来一些新的思路及思考,也希望本书能够帮助广大医疗工作者有效掌握品管圈推动工作的开展方式和方法,提升医院品管圈的服务能力及学术内涵,为我国医疗机构质量的持续改善添砖加瓦。

本书的出版发行得到了浙江省医院协会医院管理出版基金的立项支持,在此表示最诚挚的感谢。与此同时,本书的成功推出还要感谢浙江大学医学院附属第一医院、陆军军医大学第二附属医院、浙江省中医院、浙江省人民医院、杭州市余杭区第二人民医院等单位诸多专家在书稿及案例撰写过程中的辛勤付出和集体智慧!感谢我国品管圈活动领域学术泰斗刘庭芳教授在本书的编写和审稿过程中提供的大量指导性建议。同时,本书的出版也得到了中国医院品质管理联盟、浙江省卫生健康委员会医疗质量控制与评价办公室、浙江省医院药事管理质控中心及浙江大学出版社的鼎力支持,还吸纳了众多质量管理专家的宝贵意见,并引用了一系列权威文献资料,在此一并致以诚挚的谢意。限于编者水平,本书内容难免存在疏忽或纰漏,希望广大读者及时指正,更欢迎其他持有不同观点的同道一起探讨交流,以便再版时补充修订,更臻完善。

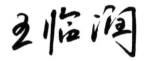

2019 年 5 月

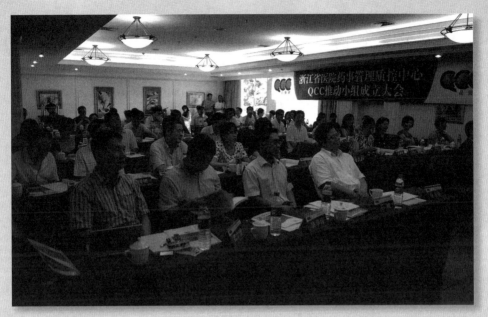

◎ 浙江省医院药事管理质控中心QCC推动小组成立（2008年）

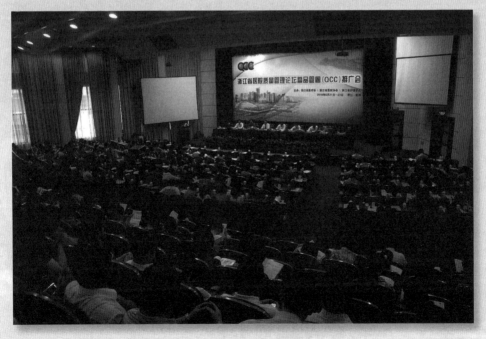

◎ 浙江省医院质量管理论坛暨品管圈（QCC）推广会成功召开（2010年）

创新推动模式

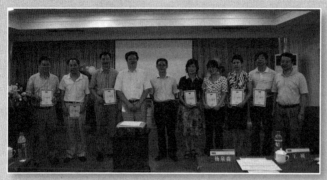

◎ 浙江省卫生行政部门及医学会领导为推动小组成员颁发证书（2008年）

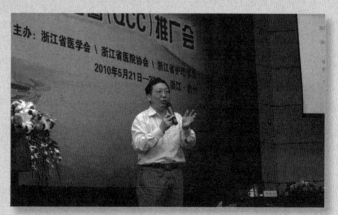

◎ 浙江省医院协会会长马伟杭讲话

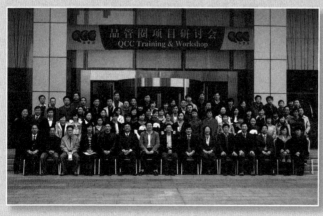

◎ 品管圈项目研讨会（2008年）

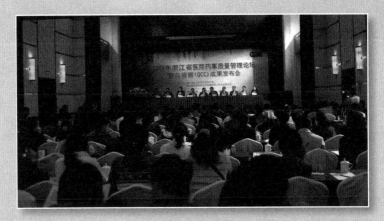

◎ 浙江省首届品管圈成果发布会（2009年）

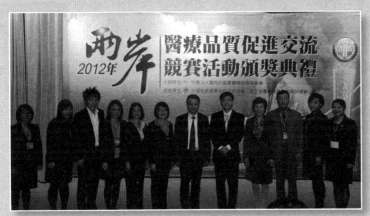

◎ 浙江品管圈代表团与台湾地区同行进行多次交流

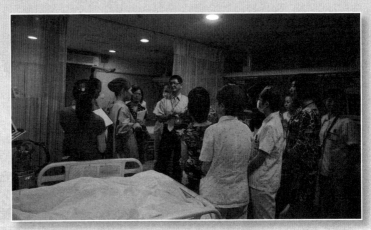

◎ 我国台湾地区品管圈专家来大陆地区进行实地评审（2012年）

拓展活动范畴

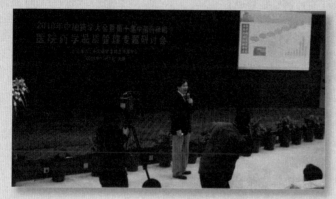

◎ 品管圈亮相中国药师周（2010年）

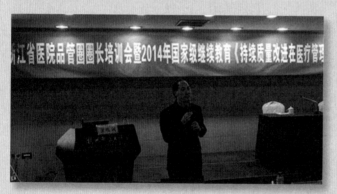

◎ 王临润教授主持开设品管圈国家级继续教育项目，推进全国性进程（2014年）

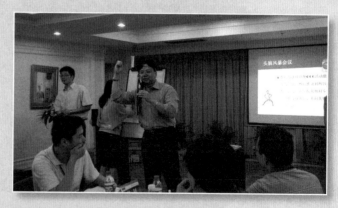

◎ 品管圈专家萧世荣教授现场指导

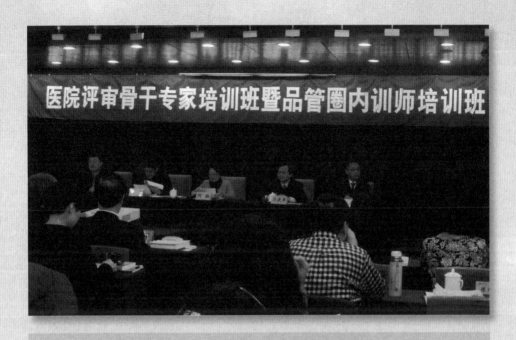

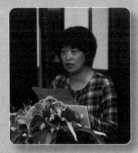

马珂教授

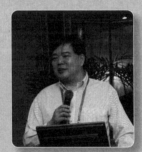

颜小锋教授

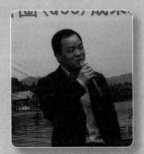

吕良忠教授

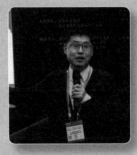

王建平教授

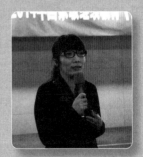

李盈教授

◎ 培养本土化品管圈专家

发展内涵品质

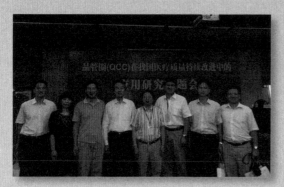

◎ 品管圈推动医疗机构评审标准的优化

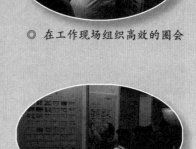

◎ 在工作现场组织高效的圈会

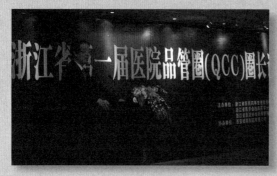

◎ 举办圈长论坛,推动品管圈的纵深发展(2011年)

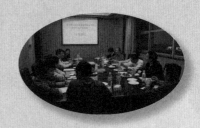

◎ 品管圈推广会壁报交流

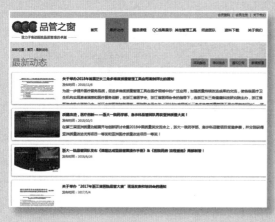

◎ 开发网站,加强各圈交流

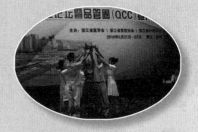

◎ 品管圈推广与应用课题的开题报告(2011年)

◎ 品管圈成果发布——丰富多彩的汇报形式

硕果累累

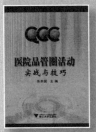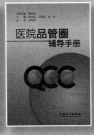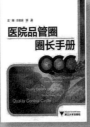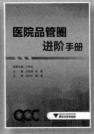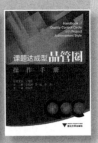

◎ 本团队编撰的品管圈著作

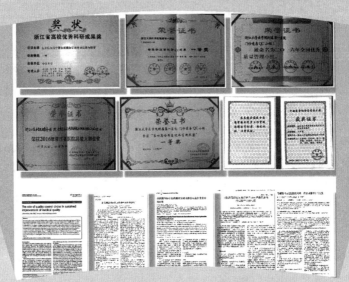

◎ 品管圈活动及其成果获得的部分荣誉展示

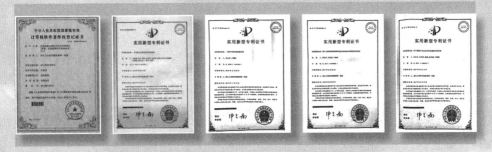

◎ 取得的部分软件著作权及专利

形式多样的品管圈和质量管理竞赛

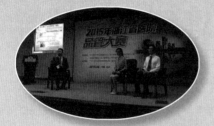

◎ 浙江省医院品管大赛

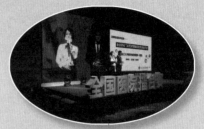

◎ 改善医疗服务行动全国医院擂台赛

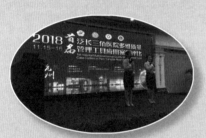

◎ 泛长三角医院多维质量管理工具
应用案例竞赛

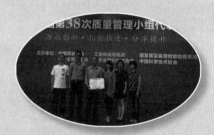

◎ 全国优秀质量管理小组

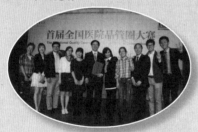

◎ 全国医院品管圈大赛

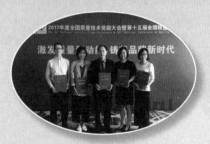

◎ 全国质量技术奖励大会

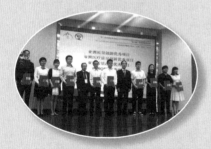

◎ 亚洲质量功能展开与创新竞赛

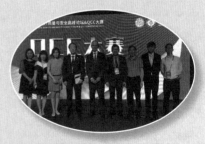

◎ 国际医疗质量与安全高峰论坛
暨QCC大赛

目 录

Contents

第一章　医院品管圈活动概述

"以患者为中心,提高医疗服务质量"是医院管理的永恒主题。近年来,实践充分证明,品管圈(Quality Control Circle,QCC)作为一种优秀的管理方法,强调了"自下而上,自动自发,团队合作"的质量管理理念,激发了员工的主动性和积极性,全方位提升员工的综合素质,从而集中、有序、高效地解决现场问题,达到医院、员工和患者三者共赢的局面。

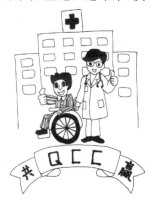

本章从医院品管圈推动的背景、实践与展望等方面进行阐述。

本章关键词:品管圈;全面质量管理;质量持续改进

第一节　医院品管圈活动背景

医院品管圈是医疗机构内由工作性质相同、相近或相关的人们自动自发组成的质量改善小组。其按照一定的活动程序,通过头脑风暴集思广益,活用品管手法,发现并解决医疗工作现场所发生的问题,改善医疗服务品质,提升工作效率,降低运营成本,确保患者安全,塑造团队文化。

一、医院全面质量管理品管圈

全面质量管理(Total Quality Management,TQM)起源于美国,是指一个组织以质量为核心,以全员参与为基础,旨在通过让顾客满意和本组织所有者及社会等相关方受益而建立起来的一套科学、严密、高效的质量体系,从而提供满足用户所需产品的全部活动,达到长期成功的管理途径。20 世纪 80 年代后

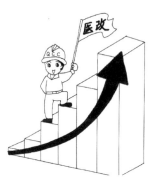

期以来,TQM 得到了进一步的扩展和深化,逐渐由早期的全面质量控制(Total Quality Control,TQC)演化成为 TQM,其意义远远超出了一般的质量管理范畴,成为一种综合而全面的管理方式和理念,代表了质量管理发展的最新阶段。

医院 TQM 通过全体员工的共同参与,来推进医疗服务品质的改善。要提升整个医院的服务品质,关键是要得到医院管理者的支持,激发一线员工的参与热情,使他们能够自主学习品质管理,并将所学加以活用,进行自我改善,这样的小组活动就是医院品管圈活动。另外,这种活动倡导自主开展、相互启发,以达到全员做好现场管理和改善服务品质的目的。该活动既能提高员工综合素质,降低医疗风险,又能强化团队精神,从而能提升医疗品质,保障患者安全。

TQM 是一项复杂的系统工程,医院行政部门推行 TQM 模式(见图 1-1),需要做大量的前期准备工作。其他部门在接受行政管理服务的同时,将会对其自身的服务质量、服务效率和成本控制提出要求和期望,并在组织文化、团队训练、系统流程及社会评价等方面进行综合考虑。

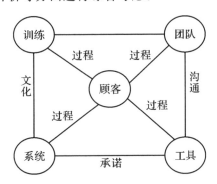

图 1-1　TQM 的实施模式

二、品管圈在医疗质量持续改善中的作用

近年来,全国各级医院开始陆续将品管圈应用于不同部门。从文献报道情况来看,这些医院品管圈的应用均收到了显著的效果,明显促进了相应部门服务质量和效率的提高。这些有益的探索和实践充分调动了医院主动进行质量管理和控制的积极性,推动了先进质量管理工具在我国的应用和实践,初步形成了医院质量管理的长效机制,并改善了医疗卫生工作者的精神面貌。

同时,为改善医疗质量、提升管理水平,各级医院应广泛吸纳多元质量管理方法,如流程再造(Business Process Reengineering,BPM)、平衡计分卡(Balance Score Card,BSC)、标杆学习(Benchmarking)、5S 活动、精益管理(Lean Production Management)等,将各种品管手法、统计工具有机结合,真正达到持续改善医疗服务质量的目的。

十余年的实践与探索表明,在医院推行品管圈对医院、管理层及活动参与者三方面均有益处。

1. 医院获益

(1)全面提升医疗质量。

(2)优化诊疗流程。

(3)简化医院行政管理流程。

(4)全面提升患者满意度。

(5)降低医院运营成本。

(6)提升员工满意度。

(7)营造患者安全文化。

(8)提升医院知名度和美誉度。

2. 管理层获益

(1)提高管理效率。

(2)减轻管理工作成本或负荷。

(3)发掘潜在的管理和技术人才。

(4)培养员工的"问题意识",掌握独立改善工作问题的能力。

(5)促进团队人际关系,提高工作士气。

(6)降低人员的流失率。

3. 个人获益

(1)培养个人的管理能力和领导能力。

(2)接受相关培训,提高工作技能。

(3)获得个人尊重,增加自信心。

(4)提升人际相处的愉悦度。

(5)体现价值,获得荣誉,增加获得感和成就感。

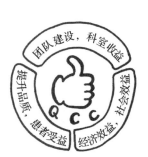

三、医院品管圈活动的要素

医院基于外在环境变迁的需求,为了提高效益,更好地为患者服务,确保患者安全,必须要持续不断地实施改进措施,以在医院运行的各个环节实现最大限度的少投入、多产出、低消耗、高满足,这是开展医院质量管理的主要工作目标。建立完善的质量管理体系是当前医院实现持续改进的重要保障。在医院领导层的支持下,开展品管圈活动,实现全员主动参与管理,是组织持续改善工作的基石。

医院品管圈活动的要素主要体现在以下几个方面。

1.圈的构建

一个品管圈由同一工作现场或工作性质相关联的人员组成。这些人员上至医院高层、中层管理干部、技术人员，下至一线员工；既可以由单一部门内部人员组成，也可根据改善主题，由临床、护理、医技、行政、后勤等各部门人员共同组成。QCC小组一般以5～12人组成为宜。

2.圈的精神

自动自发、自愿参与质量持续改善是圈活动的精髓。通常，一线员工是医院品管圈活动的主体，医院领导主要负责提供实施品管圈活动的资源和激励机制的保障。

3.活动方法

互相启发、禁止批判、自由畅谈、追求数量的头脑风暴始终贯穿于医院品管圈活动的整个过程。同时，遵循三现原则（现场、现物、现实），灵活运用科学的统计工具，也是成功实施品管圈的关键所在。

4.长效机制

引导圈员营造一个团结、活跃、高效的团队文化和工作环境，使全体员工能充分参与质量管理的各个环节，是医院管理层在品管圈活动开展中的主要职责所在。

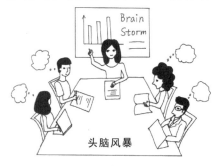

头脑风暴

第二节　医院品管圈推动实践

一、医院品管圈活动现状

品管圈概念起源于1950年戴明（William Edwards Deming）教授的统计方法课程和1954年朱兰（Joseph Moses Juran）教授的质量管理课程。1962年，日本品管大师石川馨博士提倡"以现场领班为中心，组成一个圈，共同学习品管手法，使现场工作成为品质管理的核心"，自此开启了"品管圈"的管理模式。目前，全球实施品管圈活动的国家和地区有80多个，并已成立了国际品管圈同盟，旨在加强全球品管圈相互交流、活动水平的提高和普及化。在中国质量协会的推动下，中国企业界自1978年开始开展品管圈活动；从1979年开始，每年开展一次全国性质量小组发表大会。北京于1997年成功主办了国际质量管理小组大会(International Convention on Quality Control Circles，ICQCC)。自2000 年开始，财团法人中国台湾医院评鉴及医疗品质策进会(简称医策会)每年组织医疗品质改善活动，并设立医疗品质奖，通过竞赛机制选拔出一系列品质改善优秀机构或团队，建立机构之间的交流平台，促进中国台湾医疗品质的提升。

2007 年，品管圈活动被成功引入大陆地区的医疗界，在卫生行政部门的领导和推动下，成功组织了医院品管圈"千家万圈"项目。目前，医院品管圈已在全国数千家医疗单位得以推广和开展，并将质量改善的主题覆盖至护理、药学、临床、检验、影像、后勤、行政管理等各专业领域，拓展到医疗服务的各个流程和环节，从而在整个医疗行业内刮起了一阵 QCC 活动的旋风，使得"持续推进医疗质量"这一永恒的主题在推进医疗卫生体制改革的时代浪潮中更加得以彰显。自 2012 年开始，浙江省医学学术交流管理中心开启了与中国台湾医策会两岸品管圈竞赛的联动，组织了医疗品质奖的评比。2013 年，首届全国医院品管圈大赛在北京成功举办。至此，品管圈活动成功借助竞赛机制，激励各医疗机构相互标杆学习。品管圈大赛成为医疗界品质提升的展示平台。

自 2008 年 6 月浙江省卫生行政部门将品管圈引入省内医疗机构后，历经数载耕耘，品管圈活动已从星星之火，燃成了燎原之势，有效地推动了全省乃至全国医疗机构服务质量的持续改善。无论是推动模式、活动范畴，还是内涵品质等，浙江省品管圈活动都走出了一条具有自身特色的发展之路，树立了良好的品牌示范效应，赢得了业内和各级管理部门的高度评价和认可。

二、医院品管圈发展阶段

随着品管圈活动的发展及医疗大环境的变化，医院品管圈的特点在发展过程中也发生了变化(见表 1-1)。

表 1-1　医院品管圈发展阶段特点

项目	启动期品管圈	探索期品管圈	进阶期品管圈
品管圈组织	成长扩大	竞争比较	合作共赢
价值体现	具体改善重点	品质管理过程	凝练理论系统
影响范围	部门内部	学科内部	跨学科、跨专业
管理方法	品管工具	(加)管理经营	(再加)策略经营
特性	Why 原因探讨； 片段手法； 由下而上	(加)How 主题达成； 个别归纳性； 由下而上	(再加)What 课题设定； (加)系统化演绎； 上下联动

启动期品管圈的发展追求组织成长扩大，注重每个圈的改善成效，且以本

部门立场来改善,管理上注重运用品管工具,仅以本部门品管项目质量改善原因为研究目的。

探索期品管圈的发展则较重视品管圈项目的品质管理过程,并进一步探讨如何(How)改善品管圈项目设计,不只是解决本部门问题,开始寻求跨部门项目的改善,进一步以主题达成探索未来,但方法上仍然由下而上,基于小组立场,以改善质量、提升竞争力为目的。

进阶期品管圈的发展,因其处于医疗机构的蓬勃发展及政策支持的特定时期,已不能闭门造车,必须依靠合作、联盟,彼此尊重合作来实现目标。因此,社会评价成为医疗机构品管圈追求的目标,在品质价值上也开始凝练各自的理论体系,并将影响范围扩大为跨部门、跨学科的团队合作。管理手段进一步由管理经营提升为策略经营,从医疗大环境的系统化理解分析,制定合理目标,更具前瞻性地塑造魅力品质。

三、医院品管圈推动模式

经过多年的发展,全国各地医院品管圈活动进行了各种有益尝试,并获得了诸多卓有成效的推动经验。

(一)推动模式创新

1. 建立品管圈的推动组织

为了保障品管圈活动的有效推行,浙江省卫生行政部门在2008年引进品管圈之际,即在国内率先成立了品管圈推动工作小组,并由浙江省医院药事管理质控中心组织落实,有计划、有步骤地推动全省医疗机构品管圈活动的开展。

中国医院品管圈联盟(China Federation for Hospital Quality Control Circle)由清华大学医院管理研究院刘庭芳教授于2013年11月15日发起,是由卫生行政部门、各级各类医疗机构以及高校研究机构等自愿组成的全国性、非营利的群众性专业学术组织。该联盟的成立标志着医院品管圈活动在全国范围内的有序推进。

2. 推行同质化的活动过程

在各期品管圈活动中,浙江省医院品管圈推动工作小组系统地组织了师资培训、项目启动、现场辅导、中期交流、成果发布等活动,为品管圈项目搭建了统一合作的交流平台,制定了标准化的实施流程。另外,为了推动品管圈活动同质化开展,于2011年4月率先在杭州举办了"首届医院品管圈圈长论坛",同时定期开展国家级继续教育项目——"持续质量改进在医疗管理中的应用新进展",并先后出版了《医院品管圈实战与技巧》《中国医院品管圈操作手册》《医院品管圈辅导手册》《医院品管圈圈长手册》《品管圈进阶手册》《课题达成型品管

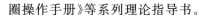

圈操作手册》等系列理论指导书。

3.以点带面的推动方式

2008 年以来,浙江省率先在 6 家医院的药学部门开展试点,围绕调剂差错、成本控制、优化流程、提高效率等不同主题进行质量改善的探索,积累了丰富的实践经验,取得了良好的成效,得到了各级卫生行政部门的肯定。海南省以实施独立第三方医院评价为契机,将品管圈作为一种质量管理工具写入医院评价和质量管理规范中。浙江省也将品管圈纳入 2011 版等级医院评审标准,使其成为医院管理的硬性考核指标。此后,医院品管圈项目通过合理布局、标杆示范、以点带面等方式得到了稳步推进。

4.构建竞争性的合作机制

自 2012 年以来,国内连续成功举办了五届海峡两岸医疗品质促进交流暨竞赛活动。通过书面资料审查、现场访谈、会议发表等形式,以竞赛为契机,以交流为平台,两岸品质改善经验得以相互借鉴和共同分享,这也是在国内品管圈项目推行过程中极具创新的一种模式。自 2013 年以来,中国医院品管圈联盟每年举办全国医院品管圈大赛,并以此为契机,有效地促进全国医院品管圈活动的开展和推进,极大提升了医院品管圈活动的水平与层次。

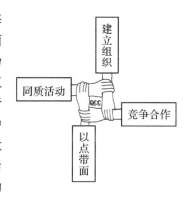

(二)拓展活动范畴

1.培养本土化的师资队伍

品管圈项目的顶层设计十分重视品管圈活动的长效运行机制,强调本土化品管圈师资的培养,打造既有扎实专业特长又有丰富管理经验的复合型人才。经过十余年积淀,目前已培养了众多的医院品管圈资深内训师,为全国品管圈项目实现可持续发展奠定了基础。

2.营造立体式的活动氛围

自医院品管圈项目启动至今,参与品管圈活动的医务人员达数十万人次。参与单位不仅包括全国各级各类医院,而且辐射到社区卫生服务中心、医药公司等。改善主题逐步辐射到临床、护理、药学、影像、检验、后勤管理、行政等医疗领域,在医院环境、服务、运营、管理等方面做了积极改善与创新。品管圈活动已然成为全国医改进程中的一个亮点,营造了浓郁的立体式的品管氛围,使医院过渡到以质量管理为中心的新生态,实现医院经营和管理方式的根本转变,大幅提高了患者的体验感与获得感,树立了医疗行业的管理标杆。

3．推动全国性品管圈进程

医院品管圈项目相继在全国范围内有效拓展。2008年开始,除沿海地区外,医院品管圈项目在新疆、西藏、云南、甘肃、黑龙江等全国各个省份也得到了有效推动,项目成效持续显现并不断提升,掀起了国内医院品管圈活动的热潮。

(三)提升内涵品质

医院品管圈活动旨在全面构建以内涵发展、特色发展、创新发展为主要内容的医院质量建设体系,在扩大规模的同时,专注内涵品质的提升,融入学术思维,创新管理理念,谋求跨越发展。

1．推进医院品管圈的纵深发展

回顾医院品管圈的发展历程,从问题解决型到课题达成型,从单个部门现场问题的改善发展到目前跨部门、跨专业、跨学科的深度合作,从最初的品管手法学习到如今品管工具的培训指导,医院品管圈活动的内涵已发生了巨大的变化。目前,改善主题层次丰富,选题多样,涵盖合理用药、院感控制、医疗安全、患者满意、后勤保障等医疗服务的各个方面。追求深层次的主题改善、打造魅力品质,已成为医院管理的一种文化。

2．融入医疗质量管理规范

2010年,浙江省以实施独立第三方医院评价(浙江省医疗质量控制与评价办公室,简称质评办)为契机,将品管圈等PDCA质量管理工具纳入医院评价和质量管理规范中,使其成为《浙江省综合医院等级评审标准》的硬性考核指标。浙江省卫生行政部门也积极加入国家卫计委品管圈课题组以及医院评价追踪方法学课题组,为优化医疗机构评审评价标准,不断创新质量管理体系建设发挥积极的作用。国家于2016年颁布的《医疗质量管理办法》提到,医疗机构应当熟练运用医疗质量管理工具开展医疗质量管理与自我评价,根据卫生行政部门或者质控组织发布的质控指标和标准,完善本机构医疗质量管理相关指标体系,及时收集相关信息,形成本机构医疗质量基础数据;强调医疗机构通过质量管理工具的应用能加强医疗质量管理,规范医疗服务行为,保障医疗安全。

3．融合多维品管工具与学术思维

根据医疗工作特点及医学学科特色,以循证医学为基础,实现品管圈、失效模式与效应分析(Failure Mode and Effect Analysis,FMEA)、5S、精益管理、根本原因分析法(Root Cause Analysis,RCA)等多种管理工具的交叉运用,创新品质管理理念,提升医院品管圈解决问题的能力,保障医院品管圈活动更有成效地开展。

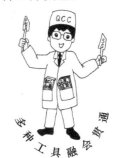

思考题:

1.品管圈的定义和核心内涵是什么?

2.医院品管圈在医疗质量管理体系中有什么作用?

3.如何通过开展医院品管圈活动达到医疗质量持续改善的目的?

品管圈作为医院管理的一个重要工具，能在有效提高医院管理质量、改进医院服务质量的同时，提升医院的核心竞争力，获得医院管理和学科建设的双丰收。本章将系统地介绍学术管理思维、风险管理及成果转化的探索性工作思路及经验，推动品管圈突破传统的工作理念，为医院品管圈活动的推广提供一种开拓性的可持续发展思路。同时，进一步激发员工的潜能，最大限度地挖掘创新精神，增加团队凝聚力，使医院品管圈活动从"量"的提升发展至"质"的飞跃，源源不断地赋予医院品管圈活动新的活力。

本章关键词：管理思维；循证医学；风险管理；FMEA；成果转化

第一节　医院品管圈的学术管理思维及其应用

一、学术管理思维与医院品管圈活动

(一)学术管理思维和行政管理思维的区别

在现代社会中，学术管理思维和行政管理思维是两种截然不同的思维模式。

医院学术管理主要指根据教学和科研的特点与发展的规律及知识技能的权威性，依靠专家学者对医院内部学术性工作进行管理。在管理中，采取学术至上的原则，以平等的民主讨论的方式进行决策。其管理的主体是掌握着前沿专业知识的医疗、教学和科研一线的医生、药师、护士、教师、科研人员及技师等。学术管理的施行主要通过在本学科领域深入探求获得的认知，及渊博知识所形成的学术影响和学术品质来影响他人。

行政管理是指为了充分发挥机构的作用，根据上级赋予的行政权力，运用

有效的管理方法对内部行政事务进行的管理。其管理的主体是行政负责人和相关职能部门。其权力主要依托层级式的行政系统,根据规章制度,以命令、指令等自上而下的方式贯彻执行。行政管理强调管理的整体性、层次性和服从性。

在国内当前的医疗体系中,学术管理和行政管理通常是共存的,两者密切联系、相辅相成。其中,前者是医院管理的内在要求,是核心;后者是医院管理的外在保障,是重点。

(二)学术管理思维和行政管理思维在品管圈中的结合

医院品管圈活动是质量管理活动的一种形式,其目的是通过科学决策对医院事务进行精细化管理,提高医疗质量。同时,品管圈又强调自主自发、自下而上,在多个步骤中强调民主决策、专家征询。如主题选定、真因要因分析、对策拟定中的民主打分、权重分配等形式,均是学术管理思维的体现。在以上所有步骤中,也应充分考虑品管圈活动与医院整体发展规划的匹配度、领导支持力度、医院组织架构等因素,力求保证有限资源的合理配置,这又是行政管理思维的体现。因此,品管圈活动本身就是学术管理思维与行政管理思维良好结合的一种管理模式。

二、循证研究手段在品管圈活动中的应用

循证医学是医学学术思维的主要表现形式。循证医学是从 20 世纪 90 年代在临床医学领域内迅速发展起来的一门新兴学科,是遵循科学证据的一门医学学科。其核心思想是任何医疗卫生方案、决策的确定都应遵循客观的临床科学研究所产生的最佳证据,从而制定出科学的预防对策和措施,达到预防疾病、促进健康和提高生命质量的目的。循证医学通常运用于临床诊断、预防、治疗等领域,其核心理念是在医疗决策中将临床证据、个人经验与患者的实际状况和意愿三者相结合而做出最佳决策。近年来,循证医学也逐渐被运用于医疗质量改善活动中,但仍存在一些困难。

传统医学模式针对疾病的治疗比较单一,多为经验治疗。现代医学发展已经证实,经验虽是必要的,但远远没有科学研究结果可靠。现代医院质量管理尤其临床医疗质量的提高,更向传统医学模式发出挑战,呼唤新的医疗模式,即循证医学。它能够最大限度地利用循证医学证据,给患者当前最佳的治疗,构建先进的医疗质量控制平台,使患者从循证医学的发展中受益。只有这样,医疗质量才会得到根本性的提高。

其实,在品管圈活动的某些步骤(如选题的科学性、目标值设定的可行性)中,已经渗透了"循证"的思想,而非简单地通过"拍脑袋"决定,这即是基于"证

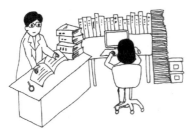

据"后的决策。在基线调查、主题选定的过程中，循证医学始终贯穿其中，可以用于评估所选定主题的必要性、迫切性，以及效益成本等。在设定目标值的过程中，选定的目标值及改善幅度可遵循循证医学中"有证查证用证、无证创证用证"的原则，对确定的目标值与国内外同行进行比较，以明确目标值设定的可行性和先进性。在拟定对策的过程中，确定对策的有效性和可行性，也可以通过循证医学进行评价，为参与对策拟定的圈员提供可靠的数据支持。

第二节　医院安全文化与品管圈

一、医疗风险的概念

医疗风险是指在医疗服务过程中，发生因医疗失误或过失导致的患者死亡、伤残，以及躯体组织、生理功能和心理健康受损等不安全事件的风险。美国杜克大学对医疗风险的定义是"遭受损失的可能性"。从广义上讲，医疗风险既可以是对患者的伤害，也可以是医院为此遭受索赔的代价，甚至使医院丢失市场份额。据此，可以把医疗风险理解为存在于整个医疗过程中的可能导致损失和伤害事件的不确定性或可能发生的一切不安全因素，如医疗差错、警讯事件、医疗意外等，以及由上述因素导致的医疗纠纷和诉讼等。

从总体上说，医疗风险的含义可分为两个层面。对于患者而言，医疗风险是指存在于整个医疗服务过程中，有可能导致伤害事件的不确定性风险因素的综合，以及可能发生在医疗环节中的任何不安全因素。对于医院而言，医疗风险则指在医疗服务过程中，由医疗失误或过失而导致的不安全事件的风险。总体而言，由于医院部门繁多、管理复杂，所以各个工作部门和工作环节都存在潜在的风险（见图 2-1）。例如由于医院硬件设施不够、接诊不及时或者医生本身业务水平不足而导致病情的延误，加大患者的病痛，甚或造成误诊的风险；由于院患双方沟通不足，使得患者和家属对医院的治疗期望超过了实际治疗效果，导致患者在主观愿望与院方的客观医疗水平产生差距时而采取过激行为的风险。医疗风险一旦发生，对患者、医生、医院甚至整个医疗产业链都会造成难以估计的有形或无形损失。

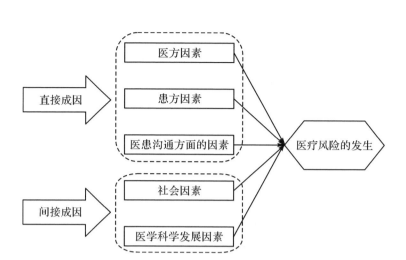

图 2-1 医疗风险成因

二、医疗风险管理简介

(一)风险管理的基本概念

风险管理是通过对风险的识别、计量和控制,以最小的成本使风险所致的损失至最低程度的管理活动。要正确理解风险管理的定义,应注意以下四点。

1. 风险管理的主体是个人、家庭、企业、政府或其他组织。

2. 风险管理由风险的识别、计量、分析、控制和总结等环节组成,通过计划、组织、指导和控制等过程,综合运用各种科学方法来实现其目标。

3. 风险管理以选择最佳的管理技术为中心,并体现成本-效益的关系。

4. 风险管理的目标是实现最大限度的风险保障。

(二)医疗风险管理及其过程

医疗风险管理(Medical Risk Management)是医院通过对现有和潜在医疗风险的识别、评价和处理,有组织、有系统地减少医疗风险事件的发生及风险事件对患者和医院的危害及经济损失,不断提高医疗质量,提高医疗工作的社会效益和经济效益的管理活动。

医疗风险管理过程一般由若干阶段组成,这些阶段相互作用、相互影响。大多数风险管理过程模型将风险管理分为 4~6 个阶段,各个模型均包括风险识别、风险评估、风险干预及风险监控等过程(见图 2-2)。需要注意的是,通用的风险管理过程模型应与具体的应用领域相结合,从而形成适用于各个领域和各专业特点的风险管理体系。在不同领域中所用的风险分析技术也应各有特点。

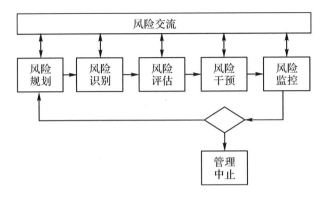

图 2-2 风险管理过程

1.医疗风险识别

风险识别是指风险管理主体根据相关初始信息识别风险来源、确定风险事件、描述风险特征并评价风险影响,对已知风险或潜在风险进行判断、归类和鉴定的过程。风险识别的方法多种多样,如检查表法、德尔菲法、头脑风暴法、SWOT法、系统分析法、因果分析法、流程图法、情景分析法、工作分解结构法(Work Breakdown Structure,WBS)、实验法、经验判断法、问卷调查法、现场观察法、失误树分析法及案例法等。常用的医疗风险识别技术有工作流程图法和调查法等。

2.医疗风险评估

医疗风险评估是指对所识别的风险进行综合分析,通过定性或定量方法对风险的性质、特点、频度和严重程度进行分析,确定风险的可接受性,为应对风险提供依据。

3.医疗风险干预

医疗风险干预是指对产生风险的因素进行有效控制,以预防、减轻、规避风险或转移风险。目的是将风险控制在可以接受的水平。

4.医疗风险交流

医疗风险交流是指在风险管理全过程中,事件相关各方进行全面、连续的风险信息交流,是风险管理的重要组成部分。

5.医疗风险监控

医疗风险监控就是对风险管理的全过程进行监视和控制,从而保证风险管理达到预期目标。其目的是核查风险管理策略和措施的实际效果是否与预期的相同,寻找机会改善和细化风险规避计划,获取反馈信息,使决策更符合实际。

(三)医疗风险管理方法

1. 医疗风险管理简易方法

医疗风险管理方法有流程图法、检查表法、图表法、特性要因图等,具体实例见图 2-3、图 2-4 和表 2-1。

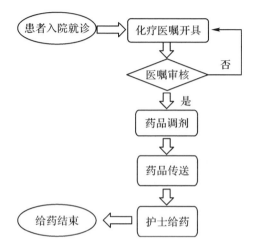

图 2-3 流程图实例——化疗药物使用过程流程图

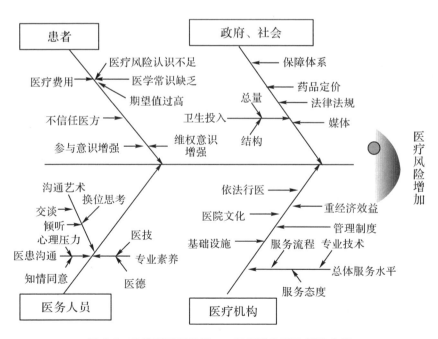

图 2-4 特性要因图实例——医疗风险影响原因分析

表 2-1　图表法实例:药品危害因素辨识与风险评价汇总表

单位:　　　　　　　填写人:　　　　填写时间:

科室	怀疑引起危害的药品	药品危害因素类型	药品危害的处理情况	药品危害事件名称	发生的可能性	后果严重性	风险等级	降低风险与控制措施
…	…	…	…	…	…	…	…	…

2. 失效模式与效应分析法

失效模式与效应分析法(Failure Mode and Effect Analysis,FMEA)是一种积极的前瞻性风险分析技术,已被广泛应用于制造、航空、计算机软件设计以及医疗健康保健行业,以评价系统安全性。在医疗过程中,医疗差错是导致患者伤害的主要因素之一,这种差错类似于一种失效。因此,FMEA适用于医疗卫生领域,如患者看护过程、给药过程、医疗设备使用操作过程等。2001年,国际医疗卫生机构认证联合委员会(the Joint Commission on Accreditation of Health Care Organization,JCAHO)将 FMEA 作为提高患者安全标准的基础方法。

3. 故障树分析法

故障树分析法(Fault Tree Analysis,FTA)运用描述事故因果关系的逻辑"树",是安全系统中重要的分析方法之一。它能对各种系统的危险性进行识别和评价,既适用于定量分析,又适用于定性分析,具有简明、形象化的特点。

4. 危害分析与关键控制点法

危害分析关键控制点法(Hazard Analysis and Critical Control Points,HACCP)是一种系统的、前瞻性的服务质量及可靠性分析工具。它主要通过科学和系统的方法,分析、评估、预防和控制由服务设计、流程、使用导致的风险或负面后果,确定预防控制措施和关键控制点,并实施有效的监控,从而确保医疗服务的质量和安全。

5. 风险矩阵法

风险矩阵法是一种风险表征的方法。风险矩阵法通常以横、纵坐标分别表示风险发生的可能性和风险发生后后果的严重性,两者的不同组合得到不同的风险等级。不同的行业也往往采用不同的风险矩阵。实例见表 2-2。

表 2-2 风险管理评分矩阵(英国国民医疗保健服务系统 NHS 推荐)

描述		概率				
		1	2	3	4	5
		很少有的	不太可能的	可能的	很可能的	几乎肯定
后果	1 可以忽略的	1	2	3	4	5
	2 较小的	2	4	6	8	10
	3 中等的	3	6	9	12	15
	4 严重的	4	8	12	16	20
	5 灾难性的	5	10	15	20	25

图例:□—低风险;■—中风险;▨—大风险;▨—高风险

(四)医疗风险管理工具与品质管理的结合应用举例

近年来,随着医院品管圈的逐步推广,越来越多的医疗机构在提高医疗质量改进和促进医疗安全文化的实践管理中,将 FMEA、特性要因图和流程图法等风险管理工具融入品管圈中,对医院现存的质量风险管理体系进行相应的研究,并提出完善质量风险管理体系的对策和建议。

应用实例:在化疗药物使用过程中,采用 FMEA 进行风险评估。

化疗药物在杀伤或抑制癌细胞的同时,对正常组织器官也有损害或毒性作用。在使用过程中,若发生不良事件,将会对患者、员工身心造成极大损害。有研究表明,在未行专项管理前,化疗差错率(包括 Near Miss 和 ME)可达 2.6%~6.8%。多个医学中心已经在此方面开展了质量改进尝试。某院滴水圈以提高化疗药物使用安全性为主题,应用 FMEA 等风险管理工具对化疗药物的使用流程进行风险评估,并在解析过程中应用关联图、柏拉图进行根本原因分析和真因验证,得到应对化疗药物不良事件的对策依据,通过实施有针对性的对策和措施,提高化疗药物的使用安全性(见图 2-5~图 2-7)。

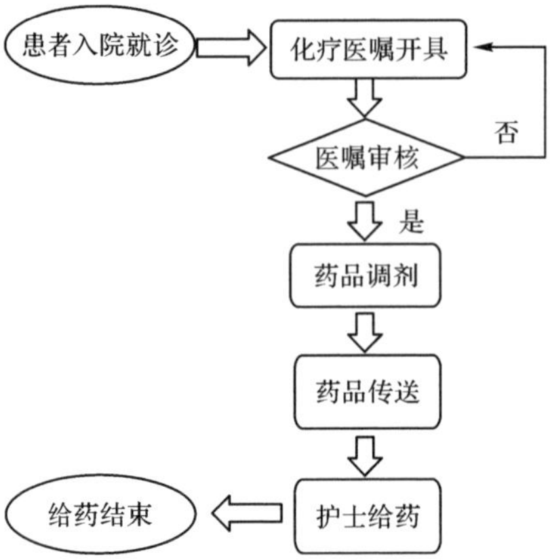

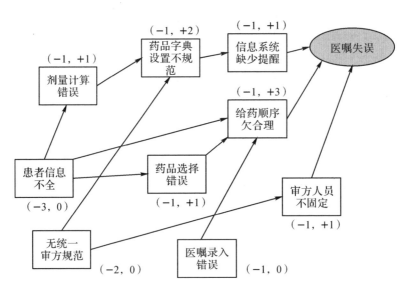

不良事件	循证评估（FMEA）			
	严重性（S）	可能性（D）	可检测性（O）	RPN 值
医嘱审核差错	6	6	8	288
医嘱开立错误	8	4	4	128
调剂差错	4	6	4	96
药品传送差错	4	2	6	48
给药差错	4	4	2	32

注：将风险优先数（RPN 值，RPN＝O×S×D）按大小进行排序，值越大，表明风险越高。O/S/D 分值区间为 1～10。

图 2-5　化疗药物使用流程的风险评估

图 2-6　关联图——化疗药物使用过程和风险预评估

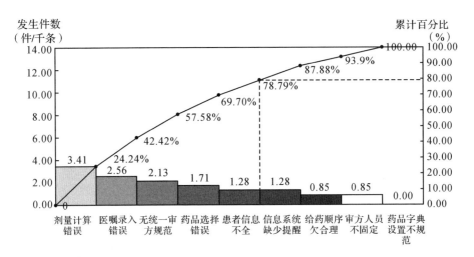

图 2-7 柏拉图

第三节 医院品管圈的成果转化

近年来,"成果转化"已成为国家政策和网络新闻中的高频词汇,且常作为项目实施是否成功的衡量标准。品管圈的成果转化是品管圈在医疗机构得以持续发展和推广的重要环节。在传统意义上,品管圈活动的成果包括有形成果、无形成果和附加效益。但是这些成果往往没有得到应有的重视及价值转化,而只停留在成果确认本身或被束之高阁,这样便会使实施品管圈的效果大打折扣,从而影响品管圈的进一步推广和拓展。因此,品管圈成果的有效转化,不仅是一种资源的有效利用,更具有深远的现实意义和社会意义。

品管圈的成果转化并不只体现在日常工艺或管理流程的改进上;对于医疗机构而言,品管圈的成果转化可以是多个维度的,包括技术工具的开发、标准化建设、科研成效以及良好的行业形象建设等。目前,医院品管圈的成果转化在国内尚处于起步阶段。国内部分医院在品管圈活动中进行了一定程度的医疗质量改善,但品管圈成果转化在理论和实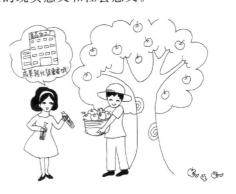践操作方法的研究上还较为欠缺,尚未形成科学、有效、便捷的转化机制。因此,迫切需要在前期工作的基础上,探索出一条符合我国医院实践的品管圈成果转化路径,为医疗质量持续改进提供具有可操作性的管理经验,为全面推行品管圈成果转化提供思路。

一、医院品管圈项目成果形式概述

医院品管圈项目成果形式一般包括有形成果、无形成果和附加效益(见图2-8)。

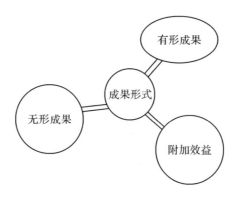

图 2-8　品管圈项目成果形式

(一)有形成果

有形成果主要指那些可以用物质价值形式表现出来的,通常能直接用数值计算的成果。医院品管圈活动有形成果的确认一般用查检表记录改善前后的各项数据来进行比较。可用于直观比较的工具有柱状图、推移图、柏拉图等。医院品管圈活动的有形成果可以体现在以下几个方面。

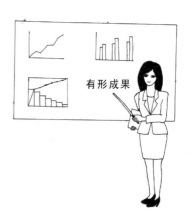

(1)医疗差错降低。

(2)工作效率提高。

(3)运营成本下降。

(4)作业流程优化。

(5)新系统或技术工具的推出。

(6)患者满意度提升。

(二)无形成果

无形成果是与有形成果相对而言的,通常是指难以用物质价值形式表现出来的、无法直接计算的成果,如改善医疗机构现场环境、改善人际关系、提高小组成员自身素质、加强自主管理及提高活动有效性等。虽然无形成果的经济效益不能计算,但其在开发医护人员的智力、调动员工积极性、提高综合素质、增强集体凝聚力等多方面发挥了重要的作用。这些都对医院的长期健康、可持续发展起到了积极的、不可替代的作用。医院品管圈的无形成果可以体现在以下几个方面。

(1)持续改善医疗管理和服务质量水平。

(2)建立医疗卫生机构质量提升改善活动的标杆。

(3)营造团队合作及学习成长的环境。

(4)发挥员工潜能,培养基层管理人才。

(5)提升各级医务人员士气。

(6)促使医疗卫生机构重视质量活动的进行。

无形成果的确认可用雷达图来表示(见图2-9)。雷达图的打分由自己或主管进行,所评价的项目总数最好为偶数,以6~8项为宜,各项均衡发展最好。

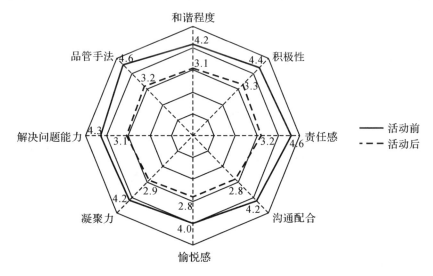

注:由圈员12人评分。每项最高5分,最低1分。总分60分。

图 2-9　雷达图

(三)附加效益

除有形成果和无形成果外,品管圈活动还可为医院带来各种附加效益,包括社会效益和经济效益。

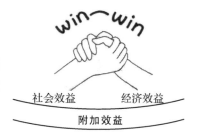

二、医院品管圈成果转化及效益分析

医院品管圈成果的多样性和多元化为其进行成果转化奠定了基础。结合我国医院发展实际，当前医院品管圈的成果转化主要可以从以下三个方面进行。

(一)信息系统开发及推广应用

在现代医疗体系中，一个良好的医院信息系统，对于规范医院管理、优化诊疗流程、跟踪医疗效果及总结医疗经验有不可估量的意义。医院信息系统建设源于实践。信息系统的需求元素往往基于对一线问题的发掘，这与医院品管圈活动的性质和形式高度一致。因此，在医院品管圈推行过程中，对成果（尤其是相关的策略和措施）进行信息转化，将流程标准化、管理科学化，对于医院品管圈成果的共享和升华都具有重要的现实意义。

以某医院"降低住院患者化疗药物不良事件发生率"为例（见图 2-10）。在对策实施过程中，设计化疗审方工具、实现调剂过程溯源追踪的两项对策经成果确认有效后，与信息科沟通将其整合进入医院原有 HIS，从临床药学服务和药品供应链两个方面对药学信息系统进行优化和改善。

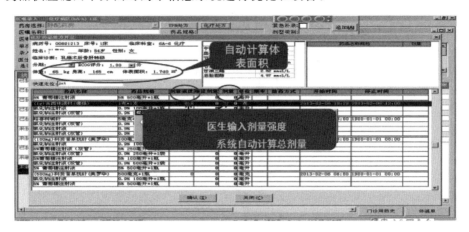

图 2-10 特定药物——化疗医嘱智能模板

(二)科研效益拓展

品管圈的引入为一线人员开展科研工作提供了一个很好的平台。其从实践出发，经过凝练和升华，又回归实践。经过多年发展，医疗机构品管圈活动科研效益显著。品管圈活动的科研转化为基层工作人员和管理工作者提供了一种很好的科研思路。

1. 课题立项

立足于医院品管圈进行课题立项可以从两个方面进行,包括从品管圈方法学本身出发申报立项和以品管圈作为质量管理工具进行申报立项。如"品管圈在医院药事管理质量持续改善中的应用和推广""品管圈在医院药事管理中的应用"等科研项目。

2. 科研论文产出

近年来,随着品管圈活动在我国各级医疗机构中的逐步推广,以品管圈为主题的科研论文产出呈现逐年递增的趋势。以万方科技收集的文献数量为例,截至 2017 年底,医药卫生领域共发表以品管圈为主题词的论文 12179 篇,具体情况见图 2-11 和图 2-12;在品管圈相关学术论文中,医药卫生领域的论文占95％以上,达 8000 余篇。而相关关键词主要集中在健康管理、护理质量等方面,见图 2-13。而从以"quality control circle"为主题词检索 Pubmed 数据库的结果(见图 2-14)也可以看出,近年来(尤其 2016 年、2017 年),品管圈在国际期刊上发表的论文数总体呈上升趋势。这也为品管圈活动在高水平科研论文产出上提供了很好的借鉴。

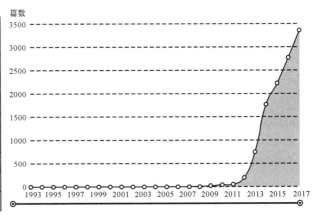

年份	文献量 ∨	百分比
2017	3358	29.93%
2016	2770	24.69%
2015	2223	19.81%
2014	1767	15.75%
2013	749	6.68%
2012	195	1.74%
2011	53	0.47%
2010	44	0.39%
2009	21	0.19%

图 2-11 1993—2017 年医院品管圈学术论文发表情况分析(来源于万方数据)

学科名称	文献量 ∨	百分比
医药、卫生	8025	95.52%
社会科学总论	138	1.64%
文化、科学、教育、体育	128	1.52%
工业技术	46	0.55%
经济	41	0.49%
交通运输	6	0.07%
环境科学、安全科学	5	0.06%
语言、文字	3	0.04%
政治、法律	2	0.02%

图 2-12　近年来关于医院品管圈学术论文的学科分布分析(来源于万方数据)

关键词	出现频次	百分比
品管圈	8055	53.66%
品管圈活动	1269	8.45%
护理	517	3.44%
护理质量	382	2.54%
满意度	377	2.51%
依从性	321	2.14%
健康教育	314	2.09%
护理管理	280	1.87%
应用	273	1.82%

静脉留置针
手术室　知晓率　质量控制
ICU
发生率　质量管理　品管圈活动　健康教育　骨科
压疮　管理　满意度　品管圈　护理管理　血液透析
降低　依从性　应用　手卫生
护理质量　护理
效果　应用效果
糖尿病　护士　住院患者
门诊药房
消毒供应中心　非计划性拔管

图 2-13　近年来品管圈相关论文发表关键词分析(来源于万方数据)

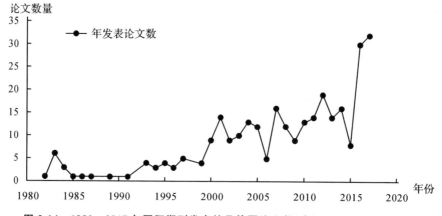

图 2-14　1980－2017 年国际期刊发表的品管圈论文数(来源于 Pubmed 数据库)

3. 新型技术工具或模块的开发

通过品管圈质量改善活动，流程改进、新工具设计、信息软件等均可申报专利，如发明专利、外观专利、软件登记。举例："降低住院患者化疗药物不良事件发生率"的成果转化——《化疗医嘱模板软件》（见图 2-15 和图 2-16），浙江大学医学院附属第一医院，事证第 133000000696 号。

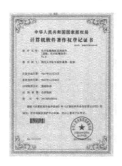

图2-15　滴水圈成果转化之《化疗医嘱模板》

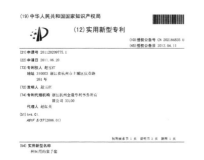 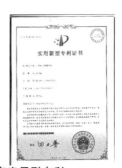

图 2-16　急诊监护室防医用约束手套实用型专利

4. 著作出版

将医院品管圈活动经验进行总结，形成系列丛书出版发行，也是品管圈成果转化的一种有益尝试（见图 2-17）。鉴于品管圈项目引入较晚，目前我国大陆地区针对医疗机构品管圈活动出版发行的相关书籍在市场上并不多见，远远低于日本及我国台湾地区的出版发行品种。因此，定期总结医院品管圈运行经验，编写出版学术专著，不仅能为品管圈在我国医疗机构的推广提供直接的参考依据，而且能进一步扩大医院品管圈的影响力，有效提升医院品管圈的推动进度。同时，这些理论和经验的凝练及总结，也进一步促进了医疗机构品管圈活动开展的转化升级。

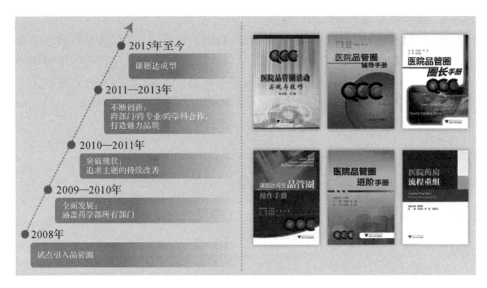

图 2-17　某院医院品管圈相关著作产出与转化升级

5. 科技奖励

除优秀品管圈活动成果奖、优秀辅导员奖、优秀圈长或圈员奖及参与奖等外,还可基于一系列课题立项研究,通过项目验收、申报科技奖励,提升医疗机构的行业影响力,或将学术影响力辐射至其他领域,在更大的范围内树立崭新的行业形象。如某院以"全信息化智能药房配发系统"为主题的课题达成型品管圈通过缩短候药时间、改善就医体验,不仅被列为 2016 年度国家卫计委"进一步改善医疗服务行动计划"最具价值的典型案例,而且还在中国质量管理领域成果跨界,获得 2017 年中国质量技术奖二等奖,并进一步荣获 2018 年首届国际医院品管圈大赛银奖,被国际医疗品质协会(International Society for Quality in Health Care,ISQua)列为免审单位,品质管理成效获国际认可。

(三)多媒体宣传资料制作及应用

近年来,医院管理已由技术导向型向"以患者为中心"的顾客需求导向型转变。因此,如何改进服务质量,怎样进行科学有效的质量管理,已经成为当前医院管理面临的主要问题。通过医院品管圈活动,将品管圈活动的主题、开展过程、应用成果情况,以 PPT、图片展以及视频宣传等形式在公众面前展示,一方面可以体现活动的专业性,从细节处体现医疗服务的精细化;另一方面,可以形象地展现医护人员的工作风采和团队精神,有效提升医疗机构形象。而这样的展示度又可以进一步提高一线工作人员开展品管圈活动的积极性,激发创新性的工作理念。

思考题：

1. 如何在医院品管圈活动中有效地运用循证医学方法？
2. 医疗风险管理有哪几种简易方法？
3. 如何构建品管圈成果转化的良性循环机制？
4. 您认为当时阻碍品管圈成果转化的主要因素是什么？

| 第三章 | 医院品管圈实施准备 |

品管圈应以有序的、系统的、持续的和专业的方式进行。品管圈活动的导入动机与准备阶段尤为重要。若按照推行的架构,品管圈可分成三大支撑架构:①前期准备:品管圈推行组织的建立;②潜力增强:教育培训和政策支持;③活动推行:品管圈活动和改善策略(见图3-1)。

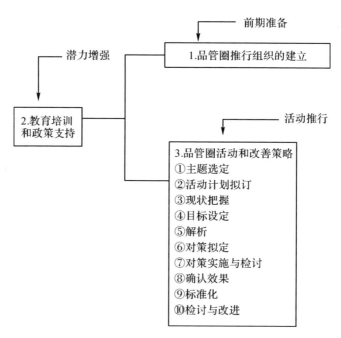

图3-1 医院品管圈推行支撑架构

本章关键词:组织架构;政策支持;教育培训;改善策略

第一节　组织架构

一、设立组织架构的宗旨

品管圈是一种质量改善活动,需要以系统性和持续性的方式进行,必须要有组织地推动才能成功,否则易造成品管圈活动开展无序、进程缓慢、专业性不足的局面。故建议拟推动品管圈的医院应成立"品管圈推动小组"或"品管圈项目办公室"。

品管圈活动属于 TQM 活动的一环,具体实施者为工作在一线的医务人员,包括圈长和圈员;而筹划、管理及审查各项活动议案的是管理者、推动者或院领导。只有按照医院的运营目标拟定品管圈推动方案及推动要点,建立推动组织,才能使品管圈真正成为全员参与的质量持续改善的活动。

建立推动组织或管理组织的宗旨如下。

(1)将品管圈导入医院质量管理体系。

(2)搜集、评估医疗质量监测指标,并提出改进建议。

(3)组织落实建立以患者为中心的目标。

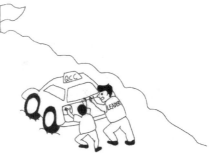

(4)促进医患关系,改善医疗质量,提高患者满意度。

(5)提高品管圈活动推动效率。

(6)提高员工工作积极性,进一步体现品管圈活动自动自发、全员参与、团队精神的宗旨。

二、组织架构

(一)卫生行政主管部门的组织架构

品管圈活动的持续推动,需要卫生行政主管部门的第三方质量评价办公室或推动工作委员会,协同各级卫生行政主管部门与医疗机构质量管理部门、推动小组等多个层面,对区域内或区域间的品管圈项目进行共同规划(见图 3-2)。这样,不仅有利于品管圈活动在全国系统地、规范地开展,提高活动普及率,避免品管圈活动陷入低潮,而且最终可以提高整个医疗行业的质量管理水平。

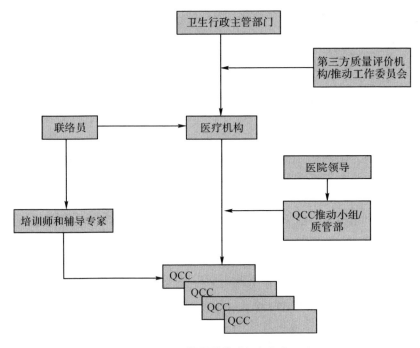

图 3-2　品管圈的推动组织架构

（二）医疗机构质量管理组织架构

为有效组织医疗机构品管圈活动的开展,为相关品管圈活动提供技术指导、制度保障和资源支持,明确各成员在品管圈推动过程中的职责,达到全员参与的目的,打造良好的质量和安全文化,需要在医疗机构内设立相关的质量管理组织或品管圈推动小组(见图 3-3)。

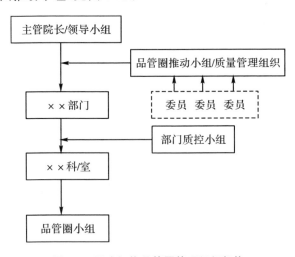

图 3-3　医疗机构品管圈管理组织架构

1. 医院品管圈领导小组职责

医院品管圈领导小组在品管圈推动中的职责如下。

(1)审批医院品管圈的整体规划。

(2)审核医院品管圈活动的管理办法、计划及方案。

(3)核定品管圈项目经费。

(4)批准年度推动计划。

(5)审定、指导及检讨医院品管圈活动。

(6)定期评估医院品管圈活动成效。

2. 品管圈推动小组职责

组织成立品管圈推动小组。品管圈推动小组成员由领导小组讨论认定,设组长一名,副组长、组员、联络员若干名。品管圈推动小组职责如下。

(1)负责制订全院品管圈实施计划,并提交品管圈领导小组审议。

(2)负责与品管圈领导小组的沟通及全院各品管圈的协调工作。

(3)组织和指导相关的教育培训工作。

(4)督导品管圈有序、系统、持续地开展活动。

(5)协助品管圈领导小组定期评估医院品管圈活动的进展和成效。

(5)负责品管圈的成果交流与竞赛活动。

(6)负责品管圈活动成果在全院的推广。

3. 联络员职责

品管圈推动小组可根据工作的必要性设置联络员。联络员的工作职责如下。

(1)负责医院品管圈活动各项培训计划、会议实施执行的事务性工作。

(2)协助医院各科室主任、护士长推动品管圈活动。

(3)沟通、协调品管圈推动小组与各品管圈之间的工作。

(4)收集并反馈各品管圈活动的问题。

(5)负责落实品管圈推动的宣传工作。

(6)负责资料整理、汇总、存档等工作。

(7)完成品管圈推动工作小组交办的其他事项。

(三)医疗机构质量管理部门角色的延伸

为使品管圈活动在全院推广,达到医疗质量持续改善的目的,必要时可根据品管圈推动小组组织规划,设立医疗质量控制小组、质量改善活动小组、品管教育培训小组及医院质量评价小组等,明确职责,使活动有计划、有步骤地开展。各小组工作内容详见表 3-1。

表 3-1　医疗机构质量管理小组工作内容

1.医疗质量控制小组	2.质量改善活动小组
1.1 执行医院质量控制计划。 1.2 全院质量控制指标收集及监测。 1.3 质量控制指标分析及检讨。 1.4 患者及员工满意度调查。 1.5 质量控制指标管理信息化	2.1 举办全院性医疗质量改善发布会。 2.2 推动各类质量改善活动。 2.3 协调跨部门品管改善活动。 2.4 协助各部门解决品管改善活动的技术性支持
3.品管教育培训小组	4.医院质量评价小组
3.1 不定期举办品管圈运作、品管工具使用、质量控制指标等方面的教育训练。 3.2 指导院内各品管圈开展活动及完成项目。 3.3 组织员工参与院内或院外的品管相关教育培训课程。 3.4 培养优秀员工至院外进行品管相关教学、经验分享与演讲。 3.5 提供品管相关数据供各部门参考	4.1 打造医院质量评价信息平台。 4.2 拟订符合质量评价标准的计划。 4.3 追踪各部门质量评价准备工作执行情况。 4.4 向各部门提供医院质量评价相关信息。 4.5 定期对医院各部门进行质量评价

三、品管圈组织的管理

品管圈活动能解决工作中的重要问题,并能通过此活动达到个人成长和组织繁荣。品管圈活动虽是"自动自发,自主改善"的过程,但并非"自由散漫,随意而行"。若缺乏管理人员或推动人员强有力的指导和推动,品管圈活动将无法获得有序开展。特别是在品管圈活动引入初期,医院管理部门,如品管圈活动推动小组、质量管理部门等有组织、有步骤地引入和开展活动是至关重要的。

1. 品管圈活动的引入管理

引入品管圈活动并无统一的规定。一般来说,医疗机构初次引入品管圈时的基本内容和一般步骤如下。

（1）导入品管圈活动的正确理念。

（2）明确品管圈活动的开展目的。

（3）决定品管圈活动的负责人和负责部门,有组织地开展品管圈活动。

（4）制订品管圈活动的计划。

（5）拟定品管圈活动的实施方案。

（6）组建品管圈。

（7）召开品管圈活动的启动大会。

（8）过程管理,转动 PDCA 循环。

2. 品管圈活动的过程管理

过程管理能够促进品管圈活动的持续推动以及组织结构的进一步完善。品管圈活动过程管理的内容及形式如下。

（1）品管圈活动的指导。

（2）主管的巡视督导。

（3）圈长的培养。

（4）各种学习会（研讨会、交流会、继续教育培训班）的举办。

（5）成果发表会的举办。

（6）对外的交流及标杆学习。

（7）成果和标准化提案在医院的实施与推广。

（8）组织结构的进一步改善。

四、品管圈的组圈

品管圈通过组圈，明确各成员职责，才能进一步推动自动自发的管理活动，提高团队意识，使品管圈活动的目标落到实处。

（一）圈的组建

品管圈由工作性质相同或相近的一线工作人员组成，并自动自发参与。在组建初期，建议以同一工作现场或相近工作现场为组圈单位。医疗机构在解决内部深层次问题时，会涉及多个部门。因此，根据问题的性质，也可以跨部门、跨专业、跨学科组圈，协同进行质量改进。

品管圈圈员一般在5~12人，以单数为佳。如果圈员过多，每个人的角色认知模糊，则圈会意见难以统一，效率较低；若圈员过少，每个人的负担过大，则更无法落实头脑风暴，导致创意缺失。这时，我们可以在部门内部拆分成2~3个圈或者由工作性质相似的几个人共同组圈。

为凝聚品管圈的向心力使活动顺利推行，参与品管圈的人员需通过组圈的动作，向外宣告推行品管圈的决心与执行质量改善的意愿，达到品管圈活动所设定的目标。圈的组建实际也学习利用"团队"来共同解决问题，善用开会的技巧、团队的决策，以解决问题，进而促进组织繁荣及品质提升。

（二）圈员的职责

每个参与品管圈的成员都有对应的工作职责。品管圈运作于医院内是全体成员的责任，不同成员有不同的工作范畴。一般而言，可根据直接或间接相关性对人员加以分类，分成圈长、圈员及辅导员。

称职的辅导员和圈长对于品管圈活动的顺利开展是必不可少的。在品管圈活动引入时，可以任命能发挥领导力的管理者、主任或有品管实战经验的圈长担任辅导员,并由前期已开展过品管圈活动的圈员或一线部门负责人担任圈长。

1. 辅导员的职责

(1) 了解圈员对活动的想法与做法。

(2) 教育训练圈员以提高圈的活动能力。

(3) 帮助营造自主活动的氛围。

(4) 协调日常工作与圈活动之间的关系。

(5) 熟悉活动的各项规定和行政手续。

(6) 帮助选定品管圈活动的主题。

(7) 协助解决品管小组的困惑。

(8) 教导品管手法的正确使用及运用技巧。

(9) 公正评价活动过程并促使其标准化。

(10) 辅导活动推动的持续性。

2. 圈长的职责

(1) 带领及激励圈员参与活动。

(2) 统一全体圈员的意志和理念。

(3) 品管圈活动计划的拟订与执行。

(4) 主动接受品管圈教育课程,提升自我能力。

(5) 培养后续品管圈活动的圈长人选。

(6) 向上级报告活动进度及概况,并配合辅导员参与指导活动。

(7) 发挥领导力及影响力,并具有荣誉心及责任心,引导品管圈活动。

(8) 把握事实并充分运用品管手法,切忌靠经验或直觉开展品管圈活动。

(9) 重视并挖掘每位圈员的潜力。

3. 圈员的职责

(1) 主动参与品管圈的活动。

(2) 积极发言,提出自己的意见及看法,发挥创意。

(3) 服从群体意见,从事改善活动。

(4) 接受教育培训,积极提升改善问题的能力。

(5) 遵守品管圈活动的既定标准。

(6) 建立良好的人际关系。

(7) 以身为本品管圈的成员为荣。

(8) 培养高度的使命感。

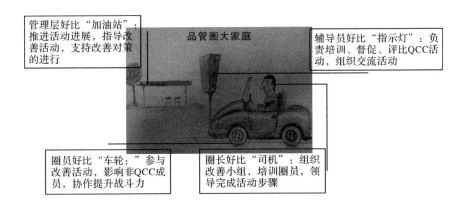

第二节 政策支持

一、主管部门的政策支持

新医改是国家向社会公布的关于深化医药卫生体制改革的意见。随着改革步伐的加速,人民群众对医疗质量的要求日益提升。持续改进和提高医疗质量的理念,鼓励医院用先进的、科学的、有效的管理工具持续改进医疗质量,确保医疗安全,早已成为国家卫生行政部门新版等级医院评审标准的内容之一(见图 3-4)。品管圈是目前比较成熟又容易广泛推广和应用的工具,深受医院持续质量改进实践探索的推崇。经过十余年的努力,这项工作得到了医院管理工作者以及广大医务人员的高度认同和支持。

4.1.1.3 科主任是科室质量与安全管理第一责任人,负责组织落实质量与安全管理及持续改进相关任务	【C】 1.有科室质量与安全管理小组,科主任为第一责任人。 2.有科室质量与安全管理工作计划并实施。 3.有科室质量与安全工作制度并落实。 4.有科室质量与安全管理的各项工作记录
	【B】符合"C",并 1.对科室质量与安全进行定期检查,并召开会议,提出改进措施。 2.对本科室质量与安全指标进行资料收集和分析。 3.能够运用质量管理方法与工具进行持续质量改进
	【A】符合"B",并 科室质量与安全水平持续改进,成效明显
4.2.5 医院职能部门、各临床与医技科室的质量管理人员能够应用全面质量管理的原理,通过适宜质量管理改进的方法及质量管理技术工具开展持续质量改进活动,并做好质量改进效果评价	

图 3-4 持续质量改进被纳入综合医院评审标准实施细则(2011 年版)

通过开展品管圈活动来提升医疗服务品质管理,持续改进医疗质量切实可行。早在 2008 年,浙江省医院药事管理质控中心就明确了品管圈推动要点。借鉴要点内容,建议各级卫生行政部门可对下属医疗机构开展品管圈活动做如下要求。

1. 加强组织领导

各单位成立品管圈推动小组,加强对品管圈活动的指导、组织及实施,召开动员大会,开展品管圈活动的宣传、学习、培训工作,确保活动取得实效。

2. 强化管理质量

品管圈小组的选题内容可涵盖医疗工作的各个环节,如可从护理管理、医护一体化、设备物资的管理、就医环境秩序的改进、患者教育、医患沟通、流程改善等方面着手,从易到难,循序渐进,积极开展品管圈推广活动,让活动有内容、有重点、有措施、有实效。

3. 逐步推行

可要求下属医疗机构试点推行,如将药学、护理等指定为试点参加部门,其他部门结合各自实际逐步推行。

4. 广泛动员参与

各单位要围绕活动要求,加强宣传引导,结合绩效考核等多种渠道,协调、组织各单位职能部门人员广泛参与,将品管圈推广活动与提高患者满意度相结合,为提高医疗管理水平营造良好的氛围。激发员工工作主动性和创造性,发挥每一位成员的聪明才智,从"要我做"变"我要做",创建愉快的工作氛围,增加工作责任感。

5. 建立长效机制

各单位要将改善质量活动落实到工作的各个环节中,结合质量改善专项活动,加强医院管理,提高医疗服务水平,逐步形成医院质量管理长效机制。

二、医院层面的制度保障

(一)制度保障及实施计划

各医院可在上级卫生行政部门品管圈推动小组的指导下,在全院范围内开展品管圈活动。为确保品管圈活动扎实有序开展,可借鉴同行开展品管圈活动的做法,并结合本院工作实际,制定详细的品管圈活动实施方案,以进一步加强医院质量管理的科学化,提高员工参与质量管理的积极性、主动性和创造性,提高医疗服务质量,或推进医院评审工作的顺利进行。

医院品管圈的组织文化是品管圈的灵魂,是推动医院品管圈发展的不竭动力。它包含着非常丰富的内容,其核心是医院品管圈的精神和价值观。这里的价值观是医院品管圈成员在从事医务工作、提供医疗服务中所持有的价值理念。

通过品管圈创建积极向上的医院文化，使之成为全体成员共同奋进的驱动力，使全体医院成员在积极向上的文化感召下，努力进取，共创医院的美好未来。品管圈管理体系强调的是以点带面地推动医院全体成员参与，注重的是制度化的管理。这个制度化是在医院全体成员广泛讨论，并征集科室成员意见的基础上形成的，反映医院全体成员的共同心愿和远景建设需要，能引起全院职工共鸣。引导和构建宽松、和谐、积极的医院品管圈组织文化，将其潜移默化地融入每位组织员工的思想中，让员工产生归属感以及与科室的亲和力，使得员工自觉努力维护科室和医院的荣誉和利益，实现医院的目标。

医院品管圈活动的基本要求如下，可供推动小组参考。

（1）品管圈定期开展活动，时间可灵活机动，圈会每月不少于2次。每项活动都必须认真、如实、及时记录，有活动考勤，并注重各种方式基础资料的收集、整理和保管工作。

（2）品管圈每6个月至少选定一个主题开展活动，课题难度要适当。如为课题达成型品管圈，间隔时间可适当延长。

（3）品管圈活动必须充分发扬民主精神，广泛征求成员的各种意见，并建立品管圈活动标准化的工作制度，确保正常活动秩序，提高工作效率。

（4）品管圈每开展一项专题研究或改善活动，都应严格遵循"计划、实施、检查、处理"即PDCA循环的科学程序。活动中，应注重数据和信息的搜集、整理、处理，及数据统计工具等各项科学方法的应用。

（5）品管圈活动的基本程序包括主题选定、现状调查、目标确定、原因分析、对策拟定、对策实施、效果确认、标准化及检讨改进，并分析残留问题，确定下一期主题。

（6）定期举行报告与发表医院品管圈成果。

（二）激励政策的制定

要推动医院品管圈活动，必须建立责任与激励相结合的奖励机制，这样才能充分发挥医院员工的主人翁精神。在医院管理体系中，患者是医品品质的最终决定者，所有的管理都必须致力于满足患者的需求和期望，这对医院员工提出了很高的责任要求。为此，医院员工的责任只有与激励机制有效结合，才能更好地发挥团队意识。同时，要让员工意识到自己的责任是医院责任的组成部分。在实践过程中，现行的激励方式过多地依赖于"金钱效应"，而忽略了职务、岗位、工作环境、职业发展等多种"非金钱"激励方式的综合运用，很难形成科学的激励机制，对管理者队伍建设难以产生持久的效力。因此，医院管理者要着力于把多种激励方式进行有机组合，综合运用，激励广大员工积极参与品管圈活动。

品管圈活动成绩评价结果作为科室或个人评优的依据,评价指标可包括以下内容。

(1)圈会培训参加率。

(2)医院组织的培训参加率。

(3)辅导课培训参加率。

(4)期中计划完成率。

(5)期末计划完成率。

(6)成果汇报成绩。

(三)医院配套政策

医院配套政策可参考以下相关内容。

(1)品管圈活动按照科研项目管理,并纳入科室目标管理考核。

(2)对于品管圈活动表现积极并具有成效的个人,医院将此作为晋升晋级、评优评先等的重要参考依据。

(3)参与组圈并担任圈长的,可按照辅导员来培养。

(4)各品管圈在完成活动主题选定及活动计划书后,上报品管圈领导小组。

(5)活动选题经品管圈领导小组审核通过后,须给予一定的项目启动资金。

(6)绩效考核与品管圈相结合的激励制度。

第三节 教育培训

近年来,随着品管圈在医院各部门的不断推广,亟须品管圈教育培训来支撑医院品管圈的持续推动。因此,搭建一个完善的品管圈项目教育培训体系及创造一个品管圈项目交流平台尤为重要。

教育培训对品管圈的推动作用可以总结为以下几个方面。

(1)通过教育培训,将医院组织文化和战略意图变成全体员工的意识和可操作的行动。

(2)通过教育培训,形成医院各部门员工共同且有效的行为规范。

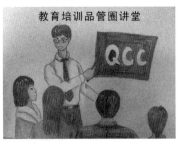

(3)通过教育培训,可使员工快速掌握品管技能。

(4)通过培训-实施-确认-改善/创新的机制,促进业务骨干快速成长,并为组织发展提供足够的人才储备。

(5)多元化教育培训也是一种员工激励机制。

(6)教育培训体系是医院汲取外界先进知识和技能的渠道。

(7)教育培训也是对外输出有益于医院发展的理念、文化、知识和技能系统的一种途径。

一、品管圈培训的三大要素

(一)制定目标

品管圈培训的目标是通过教育培训活动,达到员工能进行自我管理、提升品质意识的目的和相关改进的预期成果,最终形成个人与组织共同的品质文化理念。培训目标的制定是组织战略分解的一个过程,制定时必须先围绕组织战略制定质量管理目标,根据质量管理目标制定培训目标,然后围绕培训目标制定系统规模。当然,培训目标可以针对每一培训阶段设置,也可以针对整个培训计划来设定。

1. 品管圈培训目标的作用

培训目标的确定是员工培训必不可少的环节,同时还可提升员工学习效果。培训目标确定的作用表现在以下几个方面。

(1)结合受训者、管理者、医院各方面的需要,满足多方需求。

(2)帮助受训者理解为什么需要参加培训。

(3)协调培训目标与医院发展目标,使培训目标服从组织目标。

(4)为品管圈培训结果评价提供一个基准。

(5)有助于明确品管圈培训成果的类型。

(6)指导品管圈培训政策及其实施过程。

(7)为品管圈培训的组织者确立必须完成的任务。

2. 品管圈培训目标的内容

培训目标一般包括三个方面的内容。

(1)说明员工应该做什么。

(2)阐明培训后的效果。

(3)体现个人改善能力。

3. 品管圈培训阶段目标

根据医院品管圈开展中理论需求和实践过程,一般可将品管圈培训分为四个阶段来实施,并明确每一个阶段的培训内容和目标(见表3-2)。

4.品管圈培训目标确定的原则

品管圈培训目标确定应把握以下原则。

(1)可操作性:培训目标的设定应基于对受训人群需求和能力的充分了解,使培训目标满足改善主题各个阶段实施的工作要求。

(2)明确性:目标应针对具体的改善任务。

(3)一致性:目标应符合医院的发展目标。

表 3-2　品管圈培训阶段目标

培训阶段	培训内容	培训目标
第一阶段	1.品管圈的起源及发展史。 2.品管圈活动的宗旨、意义、精神	1.对医院各级人员导入正确的品质改善理念,对品管圈活动有初步的认识。 2.进行品管圈项目启动
第二阶段	1.组圈、活动的实施步骤。 2.主题选定。 3.计划拟订。 4.相关品管手法及工具使用	1.进行组圈。 2.充分分析目前工作中存在的问题,提出欲改善的主题,并进行调查和分析。 3.制订活动计划
第三阶段	1.如何查检及寻求改善重点。 2.如何明确要因并进行对策拟定。 3.品管圈活动的实施步骤。 4.相关品管手法及工具使用	1.正确收集数据。 2.理性分析现状。 3.合理设定目标。 4.积极寻求良策
第四阶段	1.对策实施。 2.效果确认标准化。 3.演讲汇报指导。 4.科研思路拓展	1.按 PDCA 思路拟定并实施对策。 2.对项目成果进行确认及标准化。 3.检讨改进分析。 4.进行内容整理及发布

(二)满足需求

品管圈培训需求分析是指在品管圈推动项目规划与设计之前,由品管圈推动小组、主管人员、员工等采取各种方法和技术,对各圈及其圈员的工作目标、知识、技能等方面进行系统的鉴别与分析,以确定培训的必要性及培训内容的一种活动或过程。品管圈培训需求分析能明确医院各级人员所需提升的质量改善能力。因此,品管圈培训需求分析是确定培训目标、设计培训规划的前提,一切培训方案的设计都以培训需求分析为基础,这也是进行培训评估的基础。

1. 培训需求分析的作用

(1)了解受训员工现有的全面信息,如年龄、工作年限等。

(2)了解员工对质量管理知识、技能等的需求。

(3)了解员工对品管圈培训的态度。

（4）获得管理者的支持。

（5）正确估算培训成本，避免浪费。

（6）使培训做到合理化。

（7）提供测量培训效果的依据。

2. 培训需求分析的实施程序

（1）建立员工档案。

（2）培训需求调查准备。

（3）联系受训人员。

（4）进行培训需求调查。

（5）向主管领导反馈结果。

3. 制订培训需求调查计划

培训需求调查计划应包括以下几项内容。

（1）培训需求调查工作的行动计划。

（2）确定培训需求调查工作的目标。

（3）选择适合的培训需求调查方法。

（4）确定培训需求调查的内容。

4. 实施培训需求调查工作

在制订培训需求调查计划以后，就要按计划规定开展工作。培训需求调查的实施要关注以下问题。

（1）受训员工的现状。

（2）受训员工存在的问题。

（3）受训员工的期望和真实想法。

5. 分析与输出培训需求结果

（1）对培训需求调查信息进行归类和整理。

（2）对培训需求进行分析和总结。

在进行培训需求调研、设计培训规划前，培训组织者除了解培训需求（个人需求和组织需求）、分析作用外（见表3-3），还应结合圈员学习特点，更好地进行品管圈推动项目规划。

（三）管理层支持

品管圈培训是质量管理的一种有效手段，最终是为医院质量管理服务的。因此，任何相关培训的开展，要想达到持续性的效果，必须得到管理层的支持和跟进。管理层对品管圈培训支持的形式表现在以下几个方面。

（1）组织形式多样的培训及交流。

（2）提供培训师资、场地和资金。

(3)搭建培训体系。

(4)建立激励机制。

(5)培养内训师。

(6)组织成果发布。

(7)参与各项竞赛。

表 3-3　品管圈培训需求调研表

学员阶段	知识技能	训练模块
基础知识	品管圈基本概念及经验学习	品管圈知识 品管圈学习平台 品管圈讨论系统 品管圈测试系统
实践能力	品管圈操作实践	工具运用技巧 操作培训 现场辅导 网络答疑
进阶能力	品管圈辅导能力	团队管理 沟通技能 培训能力

二、品管圈培训系统的建立

(一)建立师资库

培训"系统三库"包括讲师库、教材库、课件库。其中,讲师库是三库之首,也是后两者建库的基础,是最重要的系统资源,可由外聘讲师或内训师组成。内训师通过培训把医院组织的文化思想及专业技术更好地传递给同事。内训师培养也是人力资源内部挖潜的必需手段。在项目推动中,品管圈培训不是任务而是责任,建立内训师培训体系,形成内训师成长体制,构建内训师的成长平台,是品管圈项目持久推动的战略选择。而优秀的圈长就是内训师潜在的培养对象。因此,应建立师资培养体系,并确定师资的核心标准,包括师资的准入原则与晋级标准。

1. 师资的准入标准

(1)具备丰富的品管圈实践经验并在圈活动中表现出色。

(2)对品管圈教育培训有强烈意愿和高度热情。

（3）具备扎实的专业知识和娴熟的实践操作能力。

（4）具备一定的教学辅导能力。

2. 师资分级管理

医院品管圈项目培训师资库可分为四个层级,即讲师、培训师、教练和导师。

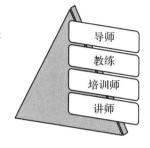

3. 师资管理原则

（1）各地区组织中心和各医院品管圈项目的师资认证,需要通过第三方认证机构,如学会、协会、学院/校、管理研究所等。

（2）各医院依据本制度制定师资管理制度,并报推动委员会备案后执行。

4. 师资分级管理

（1）讲师:指具备系统讲解某一专业领域和专项领域的理论知识及操作方法,并掌握运用现代培训理念和手段进行课程研发、教材制作和教学活动的人员。

（2）培训师:能够将工作实践通过系统方法进行整合,研究开发提升员工专业技能,使之与品管圈理论相结合等,且能够根据医院实际经营管理需要,掌握并运用现代质量管理培训理念和手段,策划、开发培训项目,实施培训计划,并能帮助员工有效提升工作技能与管理技能的人员。

（3）教练:指具备丰富的管理实践经验和系统性的员工辅导技能,能够打造一个团队并引导团队成功开展项目的资深管理人员。

（4）导师:指具有深厚的管理理论知识和卓越的领导管理实践经验,已经形成鲜明的管理风格,能够为医院不断输入符合医院质量管理实践所需的管理思想与经营哲学的高层管理人员。

（二）规范资格认证

1. 资格认证的目的

规范的师资资格认定可有效帮助圈员在职业生涯发展与管理过程中,将知识技能的增长与医院组织知识资产的增长相互促进形成良性循环,同时通过知识位阶的标准来指引员工不断提升个人综合管理辅导技能,从而形成教学相长、知行合一的组织学习品管圈的氛围。

2. 师资认证的过程

（1）认证资料准备:按照相应标准提交认证申请,上报品管圈推动委员会进行初步审核。

(2)参加认证辅导:按照不同位阶的要求,参加品管圈推动委员组织的相关培训,以保障获得基本的教材研发、授课的理论知识和专业技巧。

(3)进行认证:品管圈推动委员会组织安排讲师试讲,并组织师资评委评审会对参加认证员工进行评估,现场提出改进意见和建议;由品管圈推动委员会向第三方认证机构提交参加认证员工的综合材料,并提供评委评审会的评审意见,由第三方认证机构依照医院内部培训师不同的条件,结合准入标准,给予是否通过认证的决定。

3. 师资资格认证在医院内的运用

(1)员工岗位晋升的重要依据:参加医院部门组长级岗位竞聘的员工应该具备初级讲师资格认证;在依照规定聘用中层管理级及以上的员工时,应将是否具备中级培训师资格作为聘用的重要依据。

(2)为员工培训职业生涯发展提供系统支持:医院应为员工提供充分的培训机会与演练机会,以帮助员工提高演讲能力和授课能力。

(3)员工奖励的重要依据:医院品管圈项目推动委员会可在半年和年终评奖活动过程中,设立优秀讲师、优秀培训师、优秀教练等奖项,而将是否通过认证作为参加评选的前提条件。

4. 师资能力评定形式

(1)按项目负责人形式,根据项目管理好坏及项目开展进程来评定。

(2)按专业培训师形式,根据教育效果好坏来评定。

(三)制订培训计划

制订培训计划是确保品管圈培训系统顺利高效运作的根本。完善的培训计划分为启动、实施、总结三个阶段。每个阶段都应明确培训内容及形式、师资、授课时间、参与人员等要素,详见表3-4。

(四)借用现代化的系统平台

当今,信息化已经成为培训发展的一种趋势和必然,可进一步促进教材的标准化和规范化,使接受培训的员工对品管圈项目有更高的认知感和价值感。互联网平台的建立,如开设网络学习平台、微信公众号、手机 APP 等,不仅丰富了项目的培训资源,而且可以为学习者提供一种全新的学习方式,形成有效率、可拓展、易使用的学习模式,营造学员能随时自主学习的良好氛围,达到专业教育培训学习的效果,起到项目推动作用。

表 3-4 医院品管圈(QCC)项目培训辅导阶段实施计划表

项目阶段	活动内容	培训内容及形式	指导方式	授课时间	持续和间隔时间	参与人员	指导人
启动	动员理论准备	启动会	项目动员	1 天		院级领导、辅导员、参与人员	QCC 项目负责人
		基础理论培训	课堂培训			辅导员、参与人员	QCC 讲师
		QCC 理论知识调研	调研问卷				QCC 训练项目组
实施一	确定改善主题	品管圈的成立	课堂培训	1 天	4~6 周	辅导员、参与人员	QCC 讲师
		改善主题确定	案例分享与解析				
			现场辅导				
实施二	制订改善计划	问题解析	课堂培训	2 天	6~9 周	辅导员、参与人员	QCC 讲师
		解析工具应用	工具操作练习				
		设定目标和对策拟定	现场辅导				
实施三	实施与确认	中期汇报会	圈长汇报	1 天	6~8 周	主管领导、辅导员、圈长、圈骨干	QCC 讲师和演讲训练讲师
		演讲技巧培训	课堂培训	1 天		辅导员、圈长、圈骨干	
		对策实施与效果确认	现场辅导			辅导员、参与人员	
实施四	总结与处置	实施结果处置	课堂授课	1 天	8~12 周	辅导员、参与人员	QCC 讲师和演讲训练讲师
		有形与无形成果	现场辅导				
		项目总结	演讲辅导				
总结	项目成果发布	成果发布会	竞赛汇报点评	1 天	6~8 周	主管领导、辅导员、参与人员	QCC 讲师和项目负责人
		下一步主题确定				辅导员、参与人员	QCC 讲师
总计				7 天	26~38 周		

三、品管圈培训的过程管理

(一)人员培训对象分层

品管圈培训战略规划,应首先建立培训体系,分级管理并充分授权。要对现有辅导员和圈长进行分层级培训(见表3-5),必须拓展他们在沟通、人际关系

表 3-5　品管圈训练层级规划

要点\层级	入门级	实践级	提高级
需掌握知识及技能	QCC 基本概念; QCC 常用术语及其含义; PDCA 步骤基本概念; 各种工具应用范围及含义	QCC 的建立; 主题选定技能; 头脑风暴组织技能; QCC 活动步骤实践; 各种工具的应用实践; 汇报技能	PDCA 的管理应用团队管理技能; 沟通技能辅导他人的能力; 绩效管理 Workshop
学习途径	网络 E-learning,书籍,自学	面对面观察及辅导,论坛	培训班及面对面辅导,研讨会,论坛
考核方式	网络考试	QCC 成果汇报	辅导的 QCC 数量和质量
实施负责人	各级医院和 E-learning 网络	分中心和核心辅导员	QCC 核心专家培训导师

交往、管理学、管理心理学、时事政策等方面的知识资本,便于他们在品管圈项目推动中更好地担任起内训师的职责。

(二)培训体系建立

1. 教材的标准化和规范化

(1)参加培训认证的员工须按照品管圈项目推动委员会统一制定的模板、标准进行教材研发,将教材的质量作为资格认证的基础材料(见表3-6)。

(2)参加培训认证的员工应善于收集和整理资料,品管圈项目推动委员会应及时给予指导和帮助。

(3)教材研发应以不影响日常工作为前提。任何培训认证的员工不得以进行教材研发为由推脱日常本职工作。

(4)经过培训认证的员工,其所讲授课程的课件资料统一纳入品管圈项目推动委员会知识库,其版权和使用权统一归医院或中心所有,任何人和单位未经允许不得将资料外借或对外作为商业用途使用。

表 3-6 医院品管圈培训和辅导阶段实施计划——课程

	第1次 培训和辅导		第2次 培训和辅导	第3次 培训和辅导	第4次 培训和辅导	第5次 总结
	阶段一	阶段二	阶段三	阶段四	阶段五	阶段六
课程内容框架	品管圈开展与医院管理	品管圈实战训练一：确定改善主题	品管圈实战训练二：分析问题及计划	中期汇报会要求及准备事项	品管圈实战训练四：评估实施结果	评审框架及评审细则
	品管圈与领导力	品管圈的成立	现状把握、目标设定、解析、计划制订	演讲技巧培训	实施结果统计工具使用	品管圈竞赛及点评
	品管圈基础理论介绍	工作问题的寻找及主题确定原则	详解各项工具的应用	品管圈实战训练三：对策实施与检讨	如何制作幻灯片及演讲辅导	品管圈与品牌管理
	品管圈历史介绍（起源及发展）	品管圈的建立，圈名、圈徽的设定	品管圈活动实施步骤	品管圈汇报技能培训：演讲技巧	品管圈活动实施步骤	制定评审框架和细则
	品管圈开展的宗旨与目的	会议组织及问题讨论的方法	3.现状把握：如何正确收集数据	准备并进行中期汇报	8.效果确认，有形成果和无形成果	与评审评委培训及沟通
	品管圈开展对医院管理的意义	常见问题的寻找与确定	4.目标设定：理性分析现状	品管圈活动实施步骤：	9.标准化：品管圈成果转化为标准化	品管圈评审会
	品管圈与领导力	品管圈活动实施步骤：	5.解析：查验和寻求改善重点，明确要因	7.对策实施与检讨：对策实施	10.检讨与改进：总结和下次主题的确定	品管圈成果转化：论文撰写和课题申请
	品管圈在浙江省的开展情况	1.主题选定	6.对策拟定：寻求解决对策和方案	实施阶段需要注意的事项	品管圈汇报技能辅导：幻灯片制作技巧	科研思路拓展

	第1次 培训和辅导		第2次 培训和辅导	第3次 培训和辅导	第4次 培训和辅导	第5次 总结
	阶段一	阶段二	阶段三	阶段四	阶段五	阶段六
课程内容	品管圈操作,十步骤全景展示	2.计划拟订				品管圈与医院服务质量提升及品牌管理
		品管圈手法及工具应用				
案例		品管圈步骤图	流程图	中期汇报案例分析	既往品管圈汇报分享	所有品管圈汇报
工具	品管圈操作手册	头脑风暴	流程图制作、头脑风暴	头脑风暴	柏拉图	评审框架和评分细则
		甘特图	查检表、层别法、评价法	小组讨论法	鱼骨图	
		雷达图	柏拉图、推移图	综合工具的应用	推移图	
		亲和图	小组讨论、柱状图		小组讨论	
		评价法	特性要因图、关联图			

2. 培训推动步骤

(1)项目推动。

(2)师资认证。

(3)课程设计(教材、视频教学、模拟演练、问卷考核等)。

(4)组织与服务。

(5)效果考核(品管圈成果竞赛及优秀培训师评比)。

(三)分步培训细则

1. 组建品管圈,选定主题,拟订计划。

2. 现状把握、要因分析、真因验证及各工具的应用。

3. 对策拟定及实施,效果评估。

4. 整理汇报资料,汇报准备,成果发布技巧(见表 3-7)。

表 3-7　医院品管圈分步培训的形式及内容

项目阶段	活动内容	培训内容及形式	课程内容框架
启动	动员与理论准备	启动会	QCC 开展与医院管理
		基础理论培训	QCC 与领导力
		QCC 理论知识调研	QCC 基础理论介绍
实施一	确定改善主题	品管圈的成立	品管圈实践训练一:确定改善主题及计划
		改善主题确定	成立品管圈
		拟订活动计划书	工作问题的寻找及主题确定原则
实施二	制订改善计划	问题解析	品管圈实战训练二:分析问题及计划
		解析工具应用	现状把握、目标设定、解析、计划制订
		设定目标和制订计划	详解各项工具的应用
实施三	实施与确认	中期汇报会	中期汇报会要求及准备事项
		演讲技巧培训	演讲技巧培训
		对策实施与效果确认	品管圈实战训练三:对策实施与检讨
实施四	总结与处置	实施结果处置	品管圈实战训练四:评估实施结果
		有形与无形成果	实施结果统计工具使用
		项目总结	如何制作幻灯片及演讲辅导
总结	项目成果发布	成果发布会	评审框架及评审细则
		点评	品管圈竞赛及点评
		品管圈与科研	品管圈成果的转化:论文、课题与科研
		下一步主题确定	QCC 与品牌管理

第四节　改善策略

医院品管圈项目的导入,首先应制订项目实施计划,包括教育培训内容、培训形式与具体实施步骤,按照项目启动、项目实施、项目总结三个阶段有序进行(见表 3-8)。

表 3-8　品管圈项目实施计划表

项目培训计划				项目实施计划	
第一阶段	培训内容	培训形式	培训成效	实施步骤	建议持续时间
品管圈项目启动	1.品管圈起源及发展; 2.品管圈活动的宗旨、意义、精神; 3.圈活动的做法及如何开好圈会	启动会、讲座	1.导入品质改善理念; 2.对品管圈活动有初步的认识	选择实施部门	1周
				组圈	1周
				推选辅导员和圈长,建立圈的组织架构	
第二阶段	培训内容	培训形式	培训成效	实施步骤	建议持续时间
项目实施阶段第一部分	1.圈名、圈徽设计; 2.激发员工问题改善意识; 3.品管圈活动的实施步骤; 4. QC 手法及工具使用	讲座、互动、案例分享	1.根据本圈特点和文化内涵,选一个对外交流的圈名和圈徽; 2.充分分析目前工作中存在的问题,提出拟改善的主题,并进行调查和分析; 3.合理安排,周密计划,选出圈名及圈徽	选出圈名及圈徽	1周
				1.主题选定	2周
				2.活动计划拟订	0.5周
	各圈汇报交流	专家点评	对选定主题的适宜性进行合理评估		
项目实施阶段第二部分	1.品管圈活动的实施步骤; 2. QC 手法及工具使用; 3.如何查检及寻求改善重点; 4.如何明确要因并进行对策拟定; 5.演讲技巧及PPT制作	讲座、座谈会、案例点评	1.正确收集数据; 2.理性分析现状; 3.合理设定目标; 4.积极寻求良策; 5.学会内容整理及汇报	3.现状把握	3～4周
				4.目标设定	0.5周
				5.解析	1～2周
				6.对策拟定	1～2周
	中期汇报	专家点评	对计划阶段的回顾		
项目实施阶段第三部分	1.对策实施; 2.品管圈活动的成果; 3.品管圈与标准化的结合; 4.标准化的落实	讲座、参与圈会、实地答疑	1.对后半阶段的实施进行培训和部署; 2.对项目成果确认及标准化	7.对策实施与检讨	4～5周
				8.效果确认	1～2周
				9.标准化	1～2周
				10.检讨与改进	1周

续　表

项目培训计划				项目实施计划	
第三阶段	培训内容	培训形式	培训成效	实施步骤	建议持续时间
总结阶段	1.品管圈成果发布与表彰； 2.成果展示指导； 3.科研思路拓展； 4.品管圈与医院品牌管理	讲座、专家点评	1.对成果发布的前期准备； 2.对活动成果的效益转化	资料整理	2～3周
				文章撰写、专利/著作权申报、课题申报	
				成果发布、竞赛	1周

一、品管圈活动过程实施的有效策略

品管圈活动过程中有效策略的实施，有助于提高管理工作效益，建立质量管理长效机制，并促进品管圈活动向纵深发展，逐步拓展到跨部门、跨专业、跨学科的深度合作，使医疗机构从进一步的品管圈活动中获益。我们常规采取的一些有效策略仅供参考。

1. 品管圈成立、登记与审批规范

(1)凡属医院员工均可报名参加品管圈活动。

(2)各品管圈小组由同一工作场所或工作性质相近的5～12人组成；各品管圈的圈名、圈徽由圈员共同选定。

(3)品管圈成立，应填写品管圈注册登记表，经科室负责人确认，交医院品管圈推动小组备案。跨部门组建的品管圈或由医院规划的改善课题，经分管院领导或品管圈领导小组确认审批，并交医院品管圈推动小组备案。

(4)品管圈注册登记后，若连续3个月未开展活动，应予以注销；在1年内没有成果的小组，应视为自动解散；已注册的品管圈每年登记确认1次。

(5)品管圈注销时须经所属科室负责人认可，并说明原因后送至医院品管圈推动小组注销。当圈员名单发生变动时，圈长应及时通知品管圈推动小组。

(6)在品管圈活动实施的过程中，应及时归纳整理每一步骤相应的结果或材料，送至医院品管圈推动小组备案。

2. 颁发资格证书

品管圈注册登记后，可以由品管圈推动小组颁发辅导员、圈长和圈员证书，聘期为1年，并建立相关档案。优秀圈员是开展下一期品管圈的圈长人选，优秀圈长可作为下一期品管圈辅导员的合适人选。逐步完善晋级制度，并可与行政管理人才选聘挂钩。

3. 品管圈活动经费申请与管理

(1)经费申请:品管圈注册登记后即可填写书面申请表,向医院品管圈推动小组申请活动经费。

(2)经费种类和额度:品管圈活动经费分为两类。一类是日常活动经费,主要用于会议活动、办公用品、图书资料等支出;另一类是专项经费,用于购置各种耗材、设备设施等,经医院品管圈推动小组、相应职能部门同意,报分管院长批准,由医院相关部门按流程采购。

(3)经费管理:活动经费的使用由圈长负责(可指定专人管理),专款专用,每笔支出都须经圈长同意并建立台账,品管圈推动小组负责抽查与核实。

4. 品管圈定期会议制度

(1)品管圈推动小组会议每月举行1次。由组长组织,会议内容为阶段计划和总结,具体推进、实施工作进展情况,日常管理工作及现状分析。

(2)圈长例会每月举行2次。会议参加人员为品管圈推动小组成员和各圈圈长、辅导员等。会议内容为存在的问题、阶段小结、品管心得交流、议题讨论及活动进展汇报等。

(3)每个圈应定期召开圈会,每月至少召开1次,当然也可以每周召开1次以上的圈会。具体可根据圈会的目的、内容以及品管圈工作进度和需要,选择圈会时机。圈会内容以解决品管圈实施过程中具体的操作问题为主。

5. 品管圈定期汇报制度

各品管圈每月须按照拟定的活动进度,定期由圈长向品管圈推动小组汇报活动情况,并上交圈会记录,以利于品管圈推动小组追踪进度。

6. 品管圈考勤制度

品管圈培训要进行考勤或考试,并将结果上报品管圈推动小组。

7. 品管圈活动栏目

医院品管圈推动小组在医院内网上设立品管圈专栏,定期发布品管圈的知识及信息。各品管圈也可定期在网上发布各圈活动动态和进度,供其他圈员学习和参考。

8. 品管圈评选和奖励方法

(1)品管圈活动应作为医院各类评比的一项内容。对于表现积极并具成效的圈员,医院将以此作为评奖评优、晋升的重要参考。

(2)为使各品管圈能相互观摩学习,品管圈推动小组每年举办1次品管圈成果发布会,医院对获奖的品管圈予以一定的奖励。

9. 品管圈成果持续改进

(1)品管圈活动结束后,品管圈推动小组应定期抽查持续质量改进情况,到各科室检查品管圈活动成果的落实。若发现不足之处,各科室应根据检查人员的建议进行改善。

(2)品管圈工作小组定期在网上公布各品管圈成果持续改进情况。对品管圈成果推广优秀者作为医院质量标准在全院进行推广,并在下次品管圈活动评比中给予加分。对成果推广不足者,则在下次品管圈活动评比中扣分。

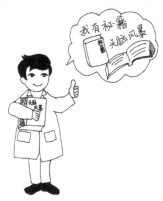

二、品管圈内涵提升的有效策略

我国医院品管圈活动经过多年发展,近年来在活动内涵建设方面获得了很大的提升,积累了一系列卓有成效的工作策略,可为后续品管圈活动的开展提供借鉴和参考。

1.选择适宜的改善主题

在品管圈活动中,对主题的选定须给予特别关注。对于刚组成不久的品管圈而言,因其尚未完全掌握品管手法,且圈活动经验有限,所以可选择参考书中提到的项目或内容来实施,或者选择有前车之鉴的简易主题。若在初期阶段就选择超过圈能力、改善周期过长或涉及面过广的主题,那么易使圈成员产生挫败感。

当然,具有挑战性的改善主题是没有太多的经验可借鉴的,这类主题或者问题产生原因及解决对策不明,或者涉及多部门、多学科、多专业。这就要求品管圈进行协同运作,充分运用头脑风暴,利用各种品管手法,解决问题,并改善提升质量。这种质量改善能给团队带来无限的参与感、满足感和成就感,我们可以在深入开展品管圈的后期阶段主动选择这类主题进行圈活动。

2. 重视品管圈改善过程的逻辑性

品管圈原则上按照十大步骤进行,各大步骤间也存在严格的逻辑性。每个步骤都有适合自己的品管手法,比如现状把握,针对改善主题的衡量指标做一个查检统计,再根据查检统计的数值做柏拉图,来说明80%的事件概率发生在

20%的问题原因上,即80/20法则,然后根据20%的问题原因或特性要素来解析原因。

3. 专业特点与品管手法有机结合

品管手法只是工具,源于制造业,主要用于改善流程,提高效率,最后达到品质的改善。品管圈引入医疗行业后,就要求我们结合医学相关的专业技术或思维模式来共同解决医疗机构内当前客观存在且亟待解决的问题。如在改善目标的设定阶段,我们可以充分运用循证医学等专业方法设定合理的改善目标,并与同行水平进行比较,确保改善目标的先进性,这样才可能使品管圈改善获得更大的成效。

4. 构建跨部门、跨专业多学科协作机制

早期的组圈主要由基层一线人员组成,用于改善部门内部的问题。我们在掌握一定的品管手法,积累一定的实战经验以后,需要深层次地来改善医院内部问题,就可以跨部门、跨专业、跨学科组圈。该组圈模式的优势在于以下几个方面。

(1) 可以解决医院内部深层次的问题。

(2) 多部门可以有效地协调。

(3) 建立医院内部质量改善的标准。

(4) 可以形成一个规范性的文件。

(5) 建立全院质量改善的意识。

5. 获得医院领导的支持和认可

初期的品管圈改善主题往往基于部门内部问题,与医院上级政策的关系并不密切。而品管圈活动发展到后期,其改善主题往往涉及多个职能部门,关系到多部门的协同运作及软硬件上的更新完善。在这个阶段,医院领导的支持就显得尤为重要了。领导的支持与作用主要体现在以下几个方面。

(1)引导圈员与医院的发展目标一致。

(2)要信赖基层人员。

(3)对圈活动给予一定的关心与指导。

(4)活动期间给予圈员一定的展示空间和平台,有利于激发圈员的积极性。

(5)活动结束时给予适当的奖励。

(6)经常提供学习的机会,如品管圈交流会、发表大会及讲座等。

6. 确保后期质量改善的持续性

对每期品管圈成果应尽可能进行标准化,将其作为医院质量标准在全院推广和应用。质量的改善与提高,制定的对策是否长期有效,还有待长期实践的进一步验证。因此,我们应对后期的质量改善进行持续追踪,并可以从对策实施与检讨中发现可能遗漏的要因和有效的对策,进一步提高目标值,使之达到同行领先水平。

思考题:

1.成立品管圈活动推行组织的价值体现在哪几个方面?

2.品管圈如何组建团队,其对品质持续改善的作用和意义如何?

3.了解培训与品管圈项目实施的相关性,思考医院品管圈培训的最终目的。

4.思考如何搭建医院品管圈培训体系,以高效地推动医院项目开展。

5.在品管圈培训中,思考进行培训需求调研、制订培训计划及培训后评估的意义。

6.作为医院品管圈内训师,希望医院领导层如何支持,以便项目更顺利地开展。

7.作为医院领导层,思考该如何落实品管圈培训,正确引导员工自主参与质量改进。

8.关于品管圈活动,你有什么好的改善策略和建议?

第四章 医院品管圈步骤与常用工具

医院品管圈活动的过程通常可分为十大步骤,每个步骤都需要应用相应的品管工具来实现。对于大多数品管圈,特别是新手较多的品管圈而言,参照品管圈的标准开展活动,选择合适的品管工具,将会达到事半功倍的效果。本章主要介绍品管圈活动的十大步骤及常用的品管工具。

本章关键词:品管圈十大步骤;亲和图;查检表;柏拉图;特性要因图;关联图

第一节　医院品管圈活动的十大步骤

品管圈活动的实施遵循戴明循环(Deming Cycle),分为计划、实施、确认与处置(Plan－Do－Check－Action)4个阶段来进行。在一般情况下,品管圈所进行的主题改善大多数属于问题解决型,是对已有业务做持续性改善而进行的步骤;而对以前没有经验的"新业务""新服务""现状突破"以及"魅力品质创造"等各类课题,则可采用课题达成型品管圈来改善主题。

区分主题是属于问题解决型还是课题达成型,可根据与表4-1的关联程度进行评价。合计分数高的即为主题类型。

表 4-1　品管圈主题类型的判定表

课题达成型	关系程度	问题解决型
以前没有经验的、首次的工作		原来已在实施工作的问题
大幅度打破现况		维持或提升现况水平
挑战魅力性品质的水平		确保当然品质的水平
提前应对可预见的问题		防止已经出现的问题再发生

续　表

课题达成型	关系程度		问题解决型
通过方案探究而达成课题			通过真因探究而消除问题
判定结果	合计分数		判定结果

注:评分法:相关性大,2分;中,1分;小,0分。

对不同的主题类型,需采取不同的改善步骤。两者之间对应的关系如图 4-1
所示。

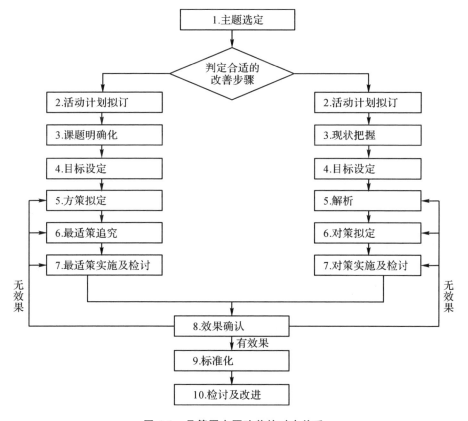

图 4-1　品管圈主题改善的对应关系

一、问题解决型品管圈

问题解决型品管圈模式是目前大部分品管圈活动的主题类型,其基本步骤
见图 4-2。

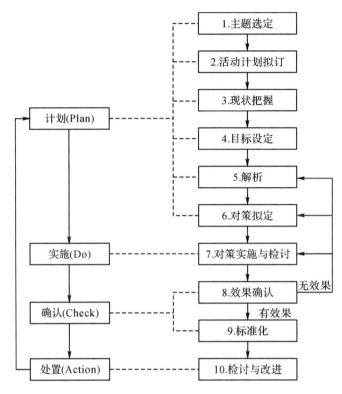

图 4-2　问题解决型主题的实施步骤

（一）主题选定

品管圈活动是要不断地对自己的工作场所进行管理与改善，因此首先必须选定一个主题。而此主题通常来源于圈员所在工作现场发现的问题点。品管圈活动能否体现其价值和意义，关键在于其最终成果是否与参与者的预期相同。因此，为确保品管圈活动能顺利开展，"选定合适的活动主题"是非常重要的。主题选定的步骤及各步骤可运用的质量管理方法如表 4-2 所示。

表 4-2　品管圈主题选定的步骤

选题步骤	可用的品管工具
1.发现主题（列出工作场所的问题点）	头脑风暴、亲和图、查检表、层别法、直方图、柏拉图、特性要因图、控制图、记名式团体技巧、优先次序矩阵等
2.选定主题	记名式团体技巧、优先次序矩阵
3.说明衡量指标的定义及计算公式	
4.说明主题选定的理由	

1. 发现主题

主题选定可利用头脑风暴,列出工作场所的问题点(见表 4-3)。选题开始时,圈员们通常没有问题意识,不容易找出现场的问题点,此时可按下列选题方向发现问题。

表 4-3　发现品管圈主题的问题导向

问题导向	指标
受内部员工抱怨最多的部分	①工作效率方面; ②工作达标率方面; ③工作质量方面; ④横向沟通与配合度方面
受外部顾客抱怨最多的部分	①工作效率方面; ②环境和设施方面; ③服务或医疗质量方面
经常困扰的问题	①工作上要花很多时间完成的事; ②发生事故或错误最多的事; ③常用消耗品的浪费或缺货; ④缺席或迟到者很多的情形; ⑤对哪些事感到工作能力不足
内部顾客的期盼	①内部顾客的要求是什么? ②内部顾客认为的质量是什么? ③哪一项工作是他们最满意的,其他工作能否仿效实施?
外部顾客的期盼	①外部顾客是谁? 他们的喜好是什么? ②外部顾客认为的质量是什么? ③角色互换,如果你是顾客,你需要别人如何来服务?
上级的要求是什么	①医院目标管理的方向; ②最近与本部门有关的政策; ③内部管理方面
我们要的工作环境	①合适满意的排班方式; ②清洁、舒适、愉悦的工作环境; ③同事间良好的互动关系; ④从事有满足感的工作; ⑤有效的时间管理

在列出所有备选主题后,我们需要检查主题表述是否明确、规范,并对其进行修改完善。明确的主题应有具体的、可衡量的指标。一般而言,明确的主题应包含以下三项元素:

①动词(正向或负向)＋②名词(改善的本体)＋③衡量指标

例如：①降低 　　②门诊患者 　　③候诊时间
　　　①降低 　　②住院患者 　　③抱怨率
　　　①增加 　　②健康检查 　　③人数

2．选定主题

圈员们所列出的众多备选主题经亲和图归纳后，需选定其中一个作为本期活动的主题。选定主题的方法大致可分成以下两种。

（1）记名式团体技巧法：是头脑风暴的延续，即将每个团体成员提出的意见按重要程度排列优先级，使圈员对比较重要的问题快速取得共识。如投票法，用赞成或反对的投票方式，以少数服从多数的原则决定活动主题，但此法较为主观。

（2）优先次序矩阵：圈员以系统的方式将所表达的意见加以提炼，再通过选择、加权，利用标准来进行方案的比较与选取。如评价法，按程序列出评价项目，所有成员按评价项目进行打分，然后将备选主题的分数求和或取其平均值，分数最高者为本期品管圈的活动主题（见表4-4）。此法较为常用。

表4-4 评价法

主题评价题目	上级政策	可行性	迫切性	圈能力	总分	顺序	选定
主题一							
主题二							
主题三							
主题四							
主题五							
主题六							
主题七							

	分数	上级政策	可行性	迫切性	圈能力
评价说明	1	没听说过	不可行	半年后再说	需多部门配合
	3	偶尔告知	较可行	下次解决	需一个部门配合
	5	常常提醒	可行	尽快解决	能自行解决

此外，医院品管圈活动还可根据文献查证所得的结果、目前医院管理的热点以及当前实际工作迫切需求改善的问题，确定实施主题。

3．说明衡量指标的定义及计算公式

品管圈主题选定后，应对"衡量指标"做出具体的定义与说明。如选出的主题为"降低门诊处方调剂错误率"。

（1）调剂错误的定义：不论是窗口发药药师发现药品配错（内差），还是药品已发出由患者或其家属发现的差错（外差），都属于"调剂错误"。

（2）调剂错误率的计算公式：

调剂错误率＝（调剂错误的数量÷同期同范围总调剂工作量）×100％

4. 说明主题选定的理由

医院品管圈主题选定的理由需从医院、患者、科室及个人4个角度进行说明。

在主题选定过程中，选题理由的表达需力求具体且应为事实，并且应将选定主题的衡量指标量化，尽可能以数据表示。

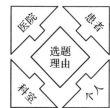

（二）活动计划拟订

活动计划书是品管圈活动顺利开展的保障，它贯穿于品管圈活动的整个过程，同时也是对品管圈进程的一种有效监督。活动进度可由圈员共同讨论而定，也可以参考以往的活动计划书。当然，为了方便医院统一协调同期开展的多个品管圈，也可由推动小组拟订一份全院共用的活动计划书，提供给各品管圈使用，这样可使全院品管圈的进度较为一致。

活动计划书通常在选定主题后拟订。甘特图是此步骤中最常用的品管工具，能够直观地反映每个步骤的工作计划及实际进度。

1. 确定活动计划书的内容

活动计划书的具体内容应根据品管圈活动标准的十大步骤来确定。此外，在品管圈启动阶段，圈的组建、圈名和圈徽的选定及活动结束阶段的资料整理、成果发布环节也可以加入活动计划书中。

2. 确定活动日程

应该对整个品管圈活动的期限有统筹的计划。活动日程，即各步骤所需时间，一般以周为单位，有些月份有5周，要根据实际情况绘制时间表。

在拟定各步骤所需时间时，在一个完整的PDCA循环中，建议Plan（步骤一至六：由主题选定至对策拟定）占活动总时间的30％；Do（步骤七：对策实施与检讨）占活动总时间的40％；Check（步骤八至九：效果确认至标准化）占活动总时间的20％；Action（步骤十：检讨改进）占活动总时间的10％（见表4-5）。具体日程也可根据实际情况和圈的经验及能力做适当调整。

3. 确定圈员的工作分配

为了让全体圈员积极参与品管圈活动，充分发挥潜能和智慧，圈长应了解圈员的思维习惯、特长爱好，并按照活动计划书中的活动内容，确定每一步骤的负责人。步骤负责人需要把握进度，收集资料，召集圈会，担任圈会的主席，落实圈会决议等。

表 4-5　QCC 活动计划书

月份/周次　步骤	2008 年 7 月				2008 年 8 月				2008 年 9 月					2008 年 10 月				2008 年 11 月				2008 年 12 月					负责人
	1周	2周	3周	4周	1周	2周	3周	4周	1周	2周	3周	4周	5周	1周	2周	3周	4周	1周	2周	3周	4周	1周	2周	3周	4周	5周	
主题选定																											
计划拟订																											
现况把握				30%																							
目标设定																											
解析																											
对策拟定																											
实施与检讨												40%															
效果确认																				20%							
标准化																											
检讨改进																									10%		
成果发表																											

4. 甘特图绘制要点

品管圈活动的实际进度应以实线方式标注到甘特图上（实线表示实施线，表示实际进度），一般标注在虚线下方。活动应尽可能按计划进行。如果计划与实际有差异，即实施线与计划不符，则各步骤负责人应记录差异的原因，以便活动后检讨与改善。如发现延迟，则应尽可能考虑配合计划进度。

（三）现状把握

现状把握的最主要目的就是掌握事实，即要知道问题现在是什么状况，严重到什么程度，为设定目标提供依据。在现状把握阶段，应使用数据说话并加以客观系统的分析，以确定问题重点所在。其大致可分为明确工作流程、查检和确定改善重点三个阶段。

1. 明确工作流程

在品管圈实施过程中，为了充分掌握现行工作内容，圈员们可以通过小组讨论，对现行工作进行归纳和总结。由于工作过程比较复杂，如果仅仅用文字表达，通常很难描述清楚，容易造成误会和歧义，所以最好的方式就是绘制与主题相关的工作流程图，有利于查找原因或缺失项目。

在绘制流程图（见图 4-3）时，要有对这项工作流程最了解的人共同参与，这样所绘制出来的流程图才能比较准确地反映现状。在绘制过程中，应使用标准符号（见表 4-6），以便于圈员们理解工作的程序。

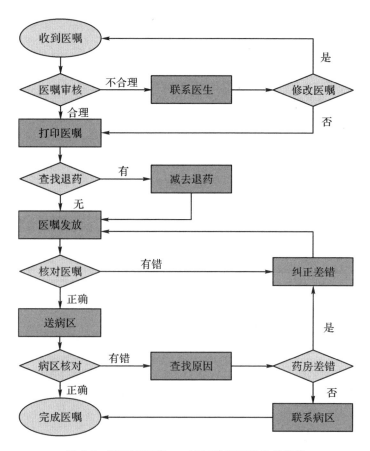

图 4-3　流程图示范——病区药房医嘱发放流程

2. 查检

我们在明确工作流程后,下一步要针对改善的主题,寻找出各个影响因素,收集正确的、尽可能多的且有效的数据。通常采用 5W2H (When、Where、Who、Why、What 和 How、How much) 的方式制作查检表。如项目较多或比较复杂,则应用层别法,观察、记录现状与标准的差距。发动工作现场的所有成员(不限于圈员)分工收集数据以获得客观的、符合事实的资料,也可通过问卷调查进行。所收集的数据要有可比性,改进后能反映出变化程度。查检的过程要遵循"三现原则"。

表 4-6　基本流程图符号

作业性质	符号	说明
开始/结束	（椭圆）	工作流程的开始与结束
执行/处理	（矩形）	收发、执行、控制、处理等工作
文件	（文件形）	工作中所产生的报表、记录或数据等文件
判断/决策	（菱形）	选择路径走向
档案储存	（圆柱形）	文件数据储存
连接	（圆形）	流程出口及入口
流程方向	→（箭头）	工作进行方向

（1）现场：要求圈员观察工作现场，针对要解决的问题来收集客观的、真实的数据，便于了解事实。

（2）现物：要对主题的各个影响因素进行确认，收集数据应有时效性。只有收集近期的数据才能反映出现状。

（3）现实观察：根据事实和数据找出问题的根源。收集数据要客观，防止只收集对自己有利的数据，或数据收集量不足。要区分是客观的事实还是主观的臆测，是部分的事实还是全面的事实。

3. 确定改善重点

确定改善重点，即归纳出本次圈活动主题的特性。要想取得最佳的改善效果，应当运用 80/20 法则，选择重要的环节或问题点进行改进，选择能发挥关键作用的因素解决质量问题，以取得事半功倍的效果。

在这个阶段，我们可以运用品管圈的常用工具——柏拉图（Pareto Diagram），它是把握重要原因或问题重点的有效工具。柏拉图的使用要以层别法的项目别（现象别）为前提，根据经顺位调整过的统计表才能绘制柏拉图。

（四）目标设定

目标设定能把个人或者团队的需求转变为动机，使人们的行为朝着一定的方向努力，并将行为结果与既定的目标相对照，及时调整和修正，从而有利于目标的实现。品管圈活动在主题选定和现状把握后，必须设定改善的目标。目标值设定合理与否，与后期改善幅度以及目标达成率关系密切。因此，必须特别重视目标设定的方法。

目标值设定时的依据比较多样，可以根据医院或单位的方针及计划，或者根据主管或领导的指示，或者根据医学或管理文献查证的结果，参考兄弟单位的标准来设定，当然也可以自我挑战。品管圈活动的目标设定有其固定的内容表达方式，其内容构成为"完成期限＋目标项目＋目标值"，如"在 12 月 31 日前＋门诊调剂差错率＋由 10％降低至 6％"。

1. **目标值的计算公式**

目标值＝现况值－改善值＝现况值－（现况值×改善重点×圈能力）

（1）现况值：应基于现状把握阶段，利用查检表所收集到的数据来确定。例如，某医院以"降低住院患者化疗药物不良事件发生率"为主题的品管圈活动，明确不良事件的定义为"在住院患者使用化疗药物的整个过程（包括医嘱开具、调剂、传送、给药等）中发生的不良临床事件"，数据来源主要是医院异常事件上报系统。经过查检统计得：改善前，不良事件的发生率为 26.68 件/千条医嘱。此即为目标设定阶段的现况值。

（2）改善重点：可根据柏拉图 80/20 法则来获取。例如，某医院以"降低住院患者化疗药物不良事件发生率"为主题的品管圈活动，根据查检表绘制柏拉图。根据 80/20 法则，其最主要原因是医嘱失误及调剂失误。因此，该圈将改善重点定为如何减少化疗药物使用中的"医嘱失误"及"调剂失误"（见图 4-4）。

（3）圈能力：目标值的设定要充分考虑圈能力，即圈员品质意识及发现问题、解决问题的能力。在目标值的计算公式中，圈能力为一个数值，用一个具体的百分比数值来表明完成目标的实际能力，如圈能力为 70％，表示该品管圈完成该设定目标有 70％的能力（见表 4-7）。通常可以用以下两种方式来表示。

1）以主题评价中圈能力的评分计算得：

圈能力＝实际评价得分/理论满分值×100％

2）客观数据依据，如工作年资、学历、能力和品管经验值等进行圈能力评估。各指标评价分量化表（见表 4-7）。

圈能力 ＝工作年资分值×40％ ＋学历分值×30％ ＋改善能力分值×

30％ ＋品管经验值

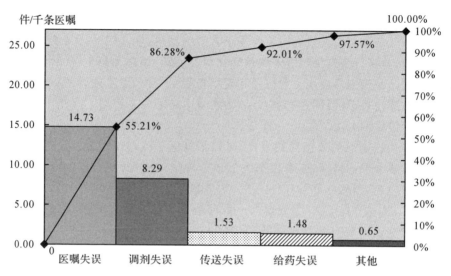

图 4-4　柏拉图——住院患者化疗药物不良事件发生率（2012 年 1—6 月）

表 4-7　各指标评价分量化表

工作年资	能力值	学历	能力值	主题改善能力	能力值	品管圈活动	能力值
0～5	60～70	中专	20	1	20	1	5
6～10	72～80	大专	40	2	40	2	10
10～15	82～90	本科	60	3	60	3	15
16～20	92～100	硕士	80	4	80	4	20
＞20	100	博士	100	5	100	5	20

品管圈经验值：参加品管圈活动有 1 次者在能力值的基础上加 5 分，依次类推，最高不超过 20 分。

2. 说明设定理由

在规范书写目标设定时，一般还要求在目标值设定后说明设定理由。设定理由的内容可以有对现况值、改善重点以及圈能力的解析等，也可以根据文献检索分析、参考标杆等说明目标值设定的可行性。

3. 绘制柱形图

在目标值设定以后，还可以绘制柱形图来进一步对目标进行说明。横坐标分别列有现况值和目标值，同时用下降或上升箭头等形式标注拟改善的目标，并列出具体拟改善的幅度，如降幅达 58.5％ 等。

（五）解 析

为了达到设定的目标,品管圈应根据现状把握中找到的改善重点,分别展开解析。圈员要开阔思路,集思广益,通过分析问题所产生的原因,找出关键所在,从能够设想的所有角度去想象可能产生问题的全部原因;在找出原因后,通过科学的分析,得出其中起主要作用和决定作用的少数几个原因,即"要因"。在要因基础上,可以继续到现场对现物进行数据收集,追寻产生问题的真正原因,即"真因"。

解析这一步骤至关重要。因为如果没有找到问题背后真正的原因,就会造成对策实施后出现事倍功半的情形,在努力很久之后,仍无法达到预期目标,所以圈员必须认真讨论、透彻分析,深入追查真正影响问题的原因,有助于后续几个步骤的开展,从而顺利完成改善的主题。

1. 查找原因

所有可能造成问题的因素都可以被称为"原因"。在解析过程中,对原因的查找是所有工作的基础。我们可以通过圈会的讨论,运用头脑风暴等方法提出和收集原因,制作特性要因图,也可以根据实际情况选用系统图和关联图等,针对所存在的问题分析原因。

2. 要因选定

因为在找出众多原因之后,我们不可能针对所有原因一一制定对策,所以我们还需要找出其中的要因加以优先解决。我们一般可根据圈员个人经验以打分或投票的形式圈选出要因。

3. 真因验证

要因的选定往往基于主观判断,为了弥补要因选定过程中的客观性不足,我们一般会对可查检的要因做更进一步的真因验证。真因的确认对于品管圈活动极为重要。如果真因没有被发掘出来,那么后续步骤就无法针对影响最大的原因做出准确的对策拟定,结果可能导致对策效果不佳甚至是无效。真因验证需要重新查检所得到的要因,通常可以利用柏拉图和 80/20 法则进行检验,并确定真因。

（六）对策拟定

对策拟定步骤是针对要因或真因,探讨所有可能的改善对策,从中进一步选取最合适的方案,并决定实施顺序的过程。该步骤主要包含以下两个方面的内容。

1. 提出对策

为了提出有效的对策,我们可以活用创造性思维进行思考。比如将两个看似不相关的事和物相联系,从而衍生出一个新的观念、原则、思想体系或实际产品,例如:可口可乐曲线瓶就是结合了可乐和女性的曲线。创造性思维方式主要有:① 5W2H(人、事、时、地、物、如何、多少);② 5WHY 法(问 5 次为什么,有助于找到对策);③剔除、重组、合并、简化;④检讨 4M 问题[Man(人员)、Machine(机器)、Material(材料)、Method(方法)];⑤应用愚巧法(F. P. 法)等。为了展开想象的空间,尽可能多地提出可能的解决对策,建议可以做一些文献检索,了解同行的经验,参考标杆,看看他们是怎么做的,该方法是否也能帮助我们解决同样的问题;或者根据已有的一些研究成果,看何种做法可以为我所用。该步骤的注意事项如下。

(1)现在已经在执行的事情不能作为对策。

(2)在提出对策时,全体成员要共同参与、共同思考。

(3)所提出的对策要考虑具体性、可行性,避免过于抽象和笼统。

(4)所提出的对策需要符合经济效益,即需要考虑投入产出比。

(5)所提出的对策要考虑是否在圈员能力的所及范围,尽量用自己有能力解决的对策。

(6)同时还需要考虑对策执行的时效性,即是否能在预期的时间期限内顺利完成对策的实施。

(7)所提的对策最好针对问题的根本原因,而并不只是解决表面问题,以此保证对策的长期有效性。

2. 确定实施对策

在上一步中,我们针对真因或要因提出了多种可能的解决对策,但并非所有的对策都能实施。如有些对策可能解决问题的成本过高,经济性不强;有些可能超出了团队成员的能力范围,实际操作起来未必能达到预期效果,可行性不强。因此,我们需要从之前提出的各种对策中选取和确定能够解决问题的最终实施对策,并加以落实和开展。对对策的评价可从可行性、效益性和经济性等方面进行。全体圈员(含圈长)针对每个评价指标来打分,每项指标可分成三个等级,可采用 1-2-3 分、1-3-5 分或 1-5-9 分(见表 4-8)。根据最终得分的高低选择最适的方案,并对最适方案进行排序,决定实施顺序。具体操作及列表可参考表 4-9。

表 4-8　评价指标和评价等级

分数	可行性	效益性	经济性
1	不可行	不能达到预期目标值	经济投入太大
3	可行	部分达到预期目标值	经济投入适中
5	高度可行	完全达到预期目标值	经济投入小

表 4-9 对策拟定评分表

问题	原因分析		对策方案	评价					提案人	实施计划			负责人	备注
	原因	说明		可行性	经济性	效益性	得分	选定		阶段一	阶段二	阶段三		
问题名称	要因一	说明一	对策一	26	26	28	80	执行	小张	*	*	*	小李	
			对策二	18	18	18	54		小李					
			对策三	18	18	14	50		小方					
	要因二	说明二	对策一	30	30	30	90	执行	小红	*	*	*	小梅	
			对策二	30	28	22	80	执行	小梅	*	*	*	小梅	
	要因三	说明三	对策一	28	22	24	74	执行	小吴	*	*	*	小张	
			对策二	12	10	20	42		小张					
			对策三	30	26	28	84	执行	小李	*	*	*	小李	

注:全体圈员就每一个评价指标以 5、3、1 分进行评分。圈员共有 6 人。为达到改善目标,经全体圈员讨论,参考得分顺序,最终执行上述 5 项改善对策。

该步骤实施的注意事项如下。

(1)拟定的对策要体现针对性和创新性。

(2)一个要因或真因可以有多个对策,一个对策也可能同时解决多个原因。对有共性的对策也可以合并同类项,组建实施策群。

(3)在评分过程中,应根据改善重点分开打分,以尽量确保每个要因或真因均有可实施的对策。

(4)在对策拟定评分表中最好填入提案人。其目的有以下几个方面。①让提案人有成就感;②对未提案的圈员有激励作用;③可提高提案的数量。如果确实是由大家讨论出来的对策,而分不出到底是哪位所提时,则可填入"全员"。

(5)负责人是指该对策执行的负责人,并非一定要该负责人亲自去执行,而是指该对策负责人应设法使对策能在试行期间内确实试行并做好管理工作。

(6)所选择的对策要有可操作性,避免模棱两可的概念和抽象用语。

(7)对所选择的对策可在实施过程中和实施后进行监督检查。

综上所述,有效对策须满足的条件一般应包括以下几个方面。①有改善的效果;②能达到预期的改善目标;③能合乎品质、成本、效率的要求;④对圈员或同事的工作不会造成负担;⑤安全、可靠。在选择并确定实施对策之后,我们需要进一步考虑对策的相互关系,拟定实施顺序及时间,并分配圈员的工作。当然在正式开始实施对策之前,所拟定的对策尚需递交上级主管审核,并与其协商必要的支持,然后方可实施。表 4-10 列举了在对策拟定步骤实施过程中常犯的几点错误,可供参考和借鉴。

表 4-10　对策拟定步骤中常犯的错误举例

序号	常见的易犯错误
1	提出的对策与原因未对应清楚(就是答非所问,所提的对策并不针对所需要解决的问题)
2	所提对策的内容过于简单或形容词太多
3	没有先从小的要因思考对策
4	对每个原因只提了一个应对策略,创意不足
5	对策的提出和确定未经过全员讨论决定及明确分工
6	对所提的对策未进行评价,或者评价的指标不合理
7	没有根据自己圈内的能力以及所设目标值的高低,来确定执行对策的数量
8	仅仅提出一些治标或应急的对策,而缺乏治本或永久有效的对策

(七)对策实施与检讨

根据选定的对策制定实施方案(见表 4-11),应按 5W1H 的方法转动 PD-CA,包括谁来负责、在哪里实施及实施的对象。

表 4-11　对策实施表

对策 n	对策名称	
	主要因	
改善前: What 改善对象 How 实施步骤 对策内容: 1. 2.		对策实施: Who 负责人 When 实施时间 Where 实施地点
对策处置: 1. 达到目标,可列入标准 2. 未达目标,再想对策		效果确认: 1. 对策执行情形 2. 对问题点改善效果

P——对策内容:可说明改善前的状况,并说明如何工作,将对策内容具体化。

D——对策实施:说明对策执行负责人、执行日期、执行过程及对策详细实施过程。

C——效果确认:①实施结果;②附带效果说明;③对策效果确认尽量以数据图表示;④此阶段之效果确认是"Check"个别对策是否有效,若等到所有对策都实施完毕才做效果确认,会不知道到底是哪一个对策较为有效,所以在这个阶段便要仔细地进行效果确认。

A——对策处置:①效果良好(达到目标)时,可列入标准化。只有实施后确实有效,而且是一直持续实施的对策,才可列入标准化,并非每一个对策都要被列入标准化。②效果不好(未达目标)时,需再想对策(修正做法)。

如果经过检讨,确认对策没有效果,则继续进行对策拟定→对策实施→对策动态跟踪和检讨,直至产生效果为止。一旦产生效果,就进入下一步——效果确认。

1. 对策实施的过程管理

对策的实施方案一定要让圈员了解,需事先说明并做好分工合作。每一改善过程,务必掌握其动态。当未能赶上进度,或数据不完整,或对策不具体或对策实施发生困扰,而无法产生预期效果时,主管或辅导员应特别给予辅导、督促。圈长则应随时掌握现况,必要时可寻求上级支援。该步骤可以运用查检表进行数据收集和分析。

2. 对策检讨

运用直方图对对策实施结果进行检讨。各对策改善结果尽可能用数据有针对性地表示,同时应体现改善的过程性。

该步骤实施的注意事项如下。

(1)掌握实施动态(对策—实施—确认—对策—实施—确认)。

(2)让管理者或辅导员了解对策实施的情况,尤其在某对策方案实施发生困难时,管理者应关心、协助并追踪。

(3)若遇到在短期内无法解决的难题,则应考虑修正改善方案或延长完成日期。

(4)对策考虑必须是长久有效的,并且具有持续性。

(5)不一定所有有效的对策都要标准化。

(6)尽可能分段实施及追踪检讨(但在对策相互独立时可以同时实施)。

(八)效果确认

品管圈活动取得的成果可以分为三类:一类是有形成果,一类是无形成果,还有一类是附加效益。

有形成果主要指那些可以用物质价值形式表现出来的,通常能直接计算其经济效益的成果。如降低药品调剂差错件数,降低 EICU 鲍曼不动杆菌感染密度,减少设备故障停机时间,提高劳动生产率,减少护理电子病历应用的错误项数等。有形成果易于引起人们的重视,成为整理成果报告、发表交流与奖励的重点。

无形成果是与有形成果相对而言的,通常是指难以用物质或价值形式表现出来的,无法直接计算其经济效益的成果。如改善工作现场环境,改善人际关系,提高员工自身素质,加强自主管理,改进小组活动方法,提高活动有效性等。无形成果的取得在提升圈员的能力、调动大家积极性、培养人才和增强团体凝聚力等多方面发挥重要的作用。这些会对组织长期健康、持续发展起到积极的、不可替代的作用。

除有形成果和无形成果外,品管圈活动还可为医院带来各种附加效益,包括社会效益和经济效益。

效果确认的表示方法如下。

1. 有形成果

(1)有形成果的计算:

目标达成率=[(改善后数据-改善前数据)÷(目标设定值-改善前数据)]×100%;

进步率=[(改善后数据-改善前数据)÷改善前数据]×100%。

目标达成率 100%±10%是很不错的,所以尽可能做好现状把握。目标达成率高于 150%及低于 80%者应做出说明。

一般来说,目标达成率过高(高于 150%)时,表示我们在设定目标时对自己信心不足,以致目标值设定太低。而目标达成率太低(小于 80%)的原因可能有以下几个方面。①在设定目标值时,高估本圈的可改善程度。故在设定目标值时,请圈员根据实际情况共同商讨本圈的圈能力。②在"解析"这一步骤做得不够彻底,导致造成问题的真正原因没有被挖掘出来。③在"对策拟定"中所选出的对策不够有效、不够有创意或只是治标不治本,无法真正解决问题。④在现场实施过程中,对策受某些因素(如人为、环境、政策等)影响而无法彻底实施,导致效果不佳。

(2)有形成果的直观比较:用查检表记录改善前后各项数据来比较改善前后数据,可使用柱状图、推移图、柏拉图等工具来直观比较。

2. 无形成果的表示方法

无形成果并不是孤立产生的,往往是与有形成果相伴而生的。圈员应该在圈活动后整理成果时认真总结提炼并进行直观比较,可用雷达图来表示。雷达图的分数由每位圈员打分,评价项目最好是偶数项,以 5~8 项为佳。各项的正向增长是最好的。

对策实施后若无显著效果,则必须重新检讨要因或重新拟定对策(用鱼骨图或系统图选出要因)。对策实施后若有显著效果,则进行效果确认(分有形成果和无形成果)。若效果不佳,则应再追加其他对策,共同克服困难,以按期达到效果(见图 4-5)。有一点值得注意的是,有时虽没有直接的效果,但我们还应该关注附加效益,如虽然发药速度没有提升,但患者满意度提升了;或虽产量没有进步,但成本降低了等等,这种对策应视为有效。

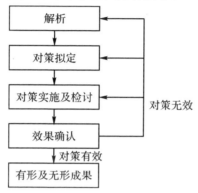

图 4-5 效果确认流程图

该步骤实施的注意事项如下。

(1)当出现异常值时,应记录发生的现象、原因并加以说明,便于评估是否要在处理数据时除去异常值。

(2)对于判定效果不显著的对策,应立刻停止实施,并召开圈会检讨效果不显著的原因,以便采取新的对策。对于在对策实施中产生的不良后果,应权衡利弊,从而决定是否终止实施该对策。

(3)数据收集应具有及时性和连续性。

(九)标准化

效果确认后,应将有效对策加以标准化,制定相应管理制度,建立标准操作流程(或作业标准书),以稳定维持改善后的成效。一个好标准的制定需要满足以下要求。

(1)目标性:标准必须是面对目标的,一定要能达成目标,即遵循标准总是能保持生产出相同品质的产品。因此,与目标无关的词语、内容请勿出现。

(2)准确性:要避免抽象,不可用"适当""加强""注意""随时"等模棱两可的词。如"调剂药品时要小心",什么是"要小心"?这样模糊的词语是不宜出现的。

(3)操作性:标准必须是可操作的。

（4）时效性：标准在需要时必须修订。

（5）具体化：比如"熟知新药知识"，这是一个结果，应该描述如何熟知。

（6）数量化：每个读标准的人必须能以相同的方式解释标准。为了达到这一点，标准中应该多使用图表和数字。

（7）条文化：标准书不要以文章式书写，而应尽量以条文式书写，做到简明易懂。

（8）制度化：应形成主管签发认可的正式文件进行推广应用。

该步骤实施的注意事项如下。

（1）标准化不能僵化，也是一个活动过程，要不断地制定标准，贯彻标准，进而修订标准，又实施标准，如此反复循环，螺旋式上升。每完成一次循环，就使标准化水平提高一步。

（2）标准实施不能缺少相应环节的使用者和监督者。

（3）要避免将标准束之高阁。标准化不能停留在制定发布阶段，要注重落实。

（十）检讨与改进

检讨与改进就是对品管圈实施的整个过程进行全盘的反省与评价，并运用PDCA进行持续改进与提高。任何改善都不可能是十全十美的，必须持续进行质量改善，才能更上一个新台阶。通过检讨与改进，明确残留的问题或新发生的问题；同时通过检讨与改进，追踪本次标准化的执行情况，定期进行效果维持的核查。每完成一次PDCA循环后，就应考虑下一步计划，制定新的目标，开始新的PDCA改善循环。就品管圈活动而言，此环节即为PDCA中[A]的部分。此步骤可以使下一期品管圈运作更流畅，持续质量改善更有效。

（1）在每一期品管圈活动结束后，应以十大步骤为基础，讨论活动过程中每个步骤实施时的优缺点，确定今后努力的方向，作为下一期活动改善的参考。

（2）所有意见的提出须取得全体圈员的共识，所检讨的事项才会更趋于事实与完整。

（3）由于质量改善并非因一个圈的完成而终止，因此在活动结束后应列出下期活动的主题，以贯彻品管圈持续改善的精神。

（4）检讨与改进可以通过开圈会座谈讨论、圈员访谈、问卷调查等多种形式进行。

该步骤实施的注意事项如下。

（1）要善于总结，突出重点，特别是品管圈每个步骤实施过程中遇到的困惑和难点，及品管手法运用中遇到的困难等。

（2）不要流于形式，不要只是写空泛的心得感想。确实而诚恳的检讨可作为下次活动的参考,使得品管圈在检讨与改进中持续推进。

(3)应关注高危因素。该类问题虽然发生频次较低而未被纳入改善重点,但一旦发生,危害重大。因此,也需要进行持续改善。

二、课题达成型品管圈

课题达成型品管圈的主题大致可以归纳成为三大类,即开拓新业务或新服务、突破现状以及创造魅力品质。

(一)课题达成型品管圈活动

课题达成型品管圈活动的推行模式主要由十大步骤组成,包括主题选定、活动计划拟订、课题明确化、目标设定、方策拟定、最适方策追究、对策实施与检讨、效果确认、标准化、检讨与改进等。此 QC-STORY 推行模式多见于日本科技联盟、国际医疗品质协会(ISQua)、中国品质管理联盟及中国台湾地区医策会等品管圈活动的推广与应用。以下主要介绍课题达成型品管圈与问题解决型品管圈的不同之处,即三大步骤——课题明确化、方策拟定和最适方策追究。课题达成型品管圈的实施步骤详见图 4-6。

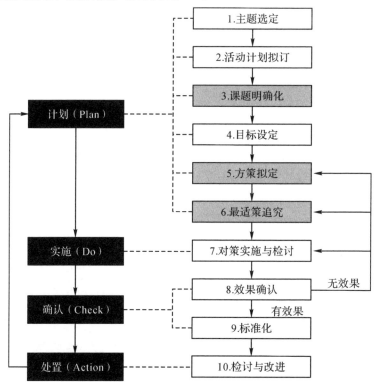

图 4-6　课题达成型品管圈的实施步骤

1. 课题明确化

课题明确化主要从把握现状水平、把握期望水准、望差值与攻坚点三个方面着手。

(1)把握现状水平的要点:从现况工作环境及经营资源(人、物、资金、情报)中把握有关课题的现况;定量化把握数值信息;定性的调查应避免"好像"的事实,可借助统计图表来把握(见表4-12)。

表4-12 把握现状水平统计表

主题	把握项目	调查时间	调查对象及目的	调查地点	调查方法	调查团队	调查结果
	人						
	机						
	料						
	法						
	环						

(2)把握期望水准的要点:从上级、前后工程的期望、同业水准等方面,把握期望水准及对未来的展望;预测不久将来的医院环境与工作环境,并尽量设定限制条件;不止做定性的检查,尽可能做定量的调查(见表4-13)。

图4-13 把握期望水准统计表

题目	掌握项目	现况水平	期望水准	望差值	攻坚点(候选)	评价项目(可依据主题变化)			总分	是否为攻坚点
						上级政策	圈员能力	顾客期望		
	人	?								
	机	?								
	料	?								
	…	?								
(三段评价:强:5分;中:3分;弱:1分。圈员____人。总分____分以上,判定为攻坚点)										

(3)把握望差值与攻坚点:把握现况水准与期望水准之间的望差,拟定攻坚点,依据主题性质,通过上级政策、圈员能力、顾客期望等项目评价,以得分高低决定是否纳入为本主题的攻坚点(见表4-14)。

表 4-14　望差值与攻坚点选定表

题目	掌握项目	现况水平	期望水平	望差值	攻坚点（候选）	评价项目（可依据主题变化）			总分	是否为攻坚点
						上级政策	圈员能力	顾客期望		
	人			？				？		
	机			？				？		
	料			？				？		
	…			？				？		

（三段评价：强：5分；中：3分；弱：1分。圈员＿＿＿人。总分＿＿＿分以上，判定为攻坚点）

2. 方策拟定

攻坚点是方策拟定的有力依据。例如某医院以"药房智能配发系统开发"为主题的案例中，针对所确定的攻坚点，提出各种改善方案，依据相应评价指标——可行性、经济性、迫切性、可行性（评价方式：重要，3分；次要，2分；不重要，1分）进行评价。依据得分判断对策是否可被采纳（见表 4-15）。

表 4-15　方策拟定表

主题	调查项目	攻坚点	改善方案	期望效果的评价				得分	判断是否采纳
				可行性	经济性	急迫性	可能性		
智能配发系统的开发	人员	1. 优化人员配置，提高药师调剂效率	1.1 设置调配流水作业模式	65	61	63	65	254	采纳
			1.2 调整人员区域布局	65	61	65	61	252	采纳
			1.3 调整用药指导人员数量	31	45	21	21	118	
			1.4 减少调剂人员工作内容	37	31	45	21	134	

主题	调查项目	攻坚点	改善方案	期望效果的评价				得分	判断是否采纳
				可行性	经济性	急迫性	可能性		
智能配发系统的开发	设备	2. 完成设备与改进流程适宜性	2.1 设计传送转产及药房布局方案	59	57	65	65	246	采纳
			2.2 选择患者药屏	65	57	57	65	244	采纳
			2.3 窗口位置和数量方案	45	31	37	41	154	
			2.4 引入信息登记匹配设备	59	57	65	65	246	采纳
			2.5 设计药品传送方案	59	55	65	65	244	采纳
			2.6 设计药框选择方案	57	51	65	65	238	采纳
			2.7 选择用药指导信息媒介	47	31	19	35	132	
	资金	3. 为项目投入资金	3.1 资金配合软件架构建立	65	51	57	65	238	采纳
			3.2 投入资金配合软件架构建立	65	51	57	65	238	采纳
	信息	4. 患者信息智能分配、匹配，建立互联网用药指导	4.1 设计药品分区布局程序	65	55	57	65	242	采纳
			4.2 引入药品审方软件	57	51	65	57	230	采纳
			4.3 设计患者分流程序	65	65	65	65	260	采纳
			4.4 设计处方分流程序	65	65	65	65	260	采纳
			4.5 设计药品编码识别程序	37	25	27	21	110	
			4.6 引入第三方信息框架构建公司	13	17	25	21	76	

主题	调查项目	攻坚点	改善方案	期望效果的评价				得分	判断是否采纳
				可行性	经济性	急迫性	可能性		
智能配发系统的开发	制度	5.改善调配流程，提高患者、员工满意度	5.1 信息知识库建立	57	51	65	65	238	采纳
			5.2 药事管理模块	65	65	57	59	246	采纳
			5.3 药房安全模块	57	21	25	21	124	
			5.4 综合型药物咨询窗口	31	51	37	21	140	
			5.5 建立互联网药学 MTM 服务模式	47	57	59	59	222	采纳
			5.6 信息平台用药咨询通道	59	65	65	65	254	采纳
			5.7 设计用药指导单	65	65	65	65	260	采纳
			5.8 建立慢病管理方案	37	21	31	27	116	

3. 最适方策追究

最适方策的确定可以通过对拟定的方策进行障碍判定和副作用判定，来消除和避免对策实施时可能出现的负面效应（见表 4-16）。

表 4-16　最适方策追究表

课题	备选方策	障碍判定	副作用判定	消除障碍	评价项目					判定	负责人	实施时间	方案群组
					科学性	创新性	可行性	经济性	总分				

例如在某单位以"药房智能配发系统开发"为主题的案例中,对根据攻坚点选定的方策分别进行障碍判定和副作用判定,以消除和避免对策实施时可能出现的负面效应。将有效对策、近似对策合并成为对策群组(见表4-17)。

表4-17 课题达成型品管圈最适方策追究表

课题	选定方策	障碍判定	副作用判定	消除障碍	判定	负责人	实施时间	方策群组
智能配发系统的开发	设置调配流水作业模式	原有人员模式固定,需要适应	需要较长周期调整	提前进行工作内容培训	√	*	2015年5月18—20日	I
	调整人员区域布局	需要与药房联合调整	需要多渠道配合调整	与设备科及信息科协同完成	√	*		
	设计传送轨道及药房布局方案	需要专业人士设计和修正	药房人员无法独立完成	联合专业设计人员协同完成	√	*	2015年5月25—31日	II
	选择患者候药屏	选择对象和参数多,较难统一标准	需要多地多设备调研	安排专人调研考察确定	√	*		
	引入信息登记匹配设备	需要专业人员和设备来协同完成	需要经费支持	科室和医院支持	√	*		
	设计药品传送方案	需要专业人员和设备来协同完成	需要经费和场地支持	科室和医院支持	√	*	2015年5月18—20日	II
	设计药框选择方案	需要专业人员和设备来协同完成	需要经费支持	科室和医院支持	√	*		
	设计药品分区布局程序	药品信息和组合规律异常庞大	需要考虑设计药品和处方的各种因素	联合信息科进行长周期大数据量的分析		*		
	投入资金配合硬件设备购买	需要投入足够的资金	需要经费支持	科室和医院经费拨款	×			
	引入药品审方软件	需要专业软件支持	软件开发设计需要时间	通过信息科与第三方软件公司联合开发	√	*	2015年8月1日—9月1日	III
	设计患者分流程序	患者取药影响因素多	需要分析设计的节点复杂	与财务科及信息科联合调研	√	*		
	设计处方分流程序	处方信息和药品组合复杂	根据药品情况分流规律多	提前与信息科沟通合作制定规则	√	*		
	建立信息知识库	药品信息庞大	建立药品信息数据库需要大量时间和数据储备	存储设备由医院提供	×			

课题	选定方策	障碍判定	副作用判定	消除障碍	判定	负责人	实施时间	方策群组
智能配发系统的开发	药事管理模块	需要运用专业管理工具	由有管理经验的药师指导进行	咨询质量管理药师协同建立	√	*	2015年8月1日—9月1日	Ⅲ
	投入资金配合软件架构建立	需要投入足够的资金	需要经费支持	科室和医院支持	×			
	打造互联网药学 MTM 服务模式	需要网络信息技术支持	需要经费支持和专业人员协作	科室支持,联合信息科共同开发	√	*	2015年5月18日—8月15日	Ⅳ
	打造微信平台用药咨询通道	微信平台信息发布和接受工作量大	需要独立时间完成	指派专人负责	√	*		
	设计用药指导单	需要重新编写用药规则和用药提示内容	需要消耗的人员时间和精力巨大	统筹安排和任务分配工作内容	√	*		

(二)创新型 QC 小组活动

创新型 QC 小组活动推行模式参考中国质量协会团体标准（T/CAQ 10201—2016）《质量管理小组活动准则》中的活动程序展开。其活动程序主要由以下步骤组成:选择课题、设定目标及可行性分析、提出各种方案并确定最佳方案、制定对策表、按对策表实施、效果确认、标准化、总结与今后打算(见图 4-7)。此 QC-STORY 推行模式多见于中国质量协会、中国医药质量协会、国际质量管理小组（International Convention on Quality Control Circles，ICQCC）及国际医疗品质协会(ISQua)QC 小组活动的推广与应用。

1. 选择课题

(1)选题来源:是由 QC 小组针对现有的技术、工艺、技能、方法等无法实现或满足工作任务的实际需求,为突破现状所选择的创新课题。

(2)选题要求:应满足以下要求。①针对需求,借鉴查新不同行业或类似专业中的知识、信息、技术、经验等,研制(发)新的产品、服务、方法、软件、工具及设备等。②课题名称应直接描述研制对象。③必要时,论证课题的可行性。

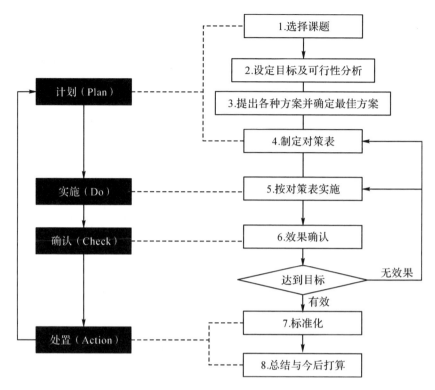

图 4-7 创新型 QC 小组的活动程序

2. 设定目标及目标可行性分析

(1)设定目标:QC 小组围绕课题目的设定目标。目标设定应满足以下要求。①与课题所期望达到的目的保持一致。②将课题目的转化为可测量的课题目标。③目标设定不宜多。

(2)目标可行性分析:QC 小组应针对设定的课题目标,进行目标可行性分析。具体做法如下。①将借鉴的相关数据与设定目标值进行对比和分析。②分析 QC 小组拥有的资源、具备的能力与课题的难易程度是否匹配。③依据事实和数据,进行定量分析与判断。

3. 提出方案并确定最佳方案

(1)提出方案:小组针对课题目标,提出方案。具体做法如下。①提出可能达到预定目标的各种方案,并对所有的方案进行整理。②方案包括总体方案与分级方案。总体方案应具有创新性和相对独立性;分级方案应具有可比性,以供比较和选择。

(2)确定最佳方案:小组对所有整理后的方案进行比较和评价,确定最佳方案。具体做法如下。①方案分解应逐层展开到可以实施的具体方案。②方案评价应用事实和数据,对经过整理的方案逐一分析和论证。③方案确定方式包括现场测量、试验和调查分析。

4. 制定对策

制定对策表,QC 小组具体做法如下。①针对在最佳方案分解中确定的可实施的具体方案,逐项制定对策。②按 5W1H 制定对策表,对策明确,对策目标可测量,措施具体。

5. 对策实施

QC 小组实施对策具体做法如下。①按照制定的对策表逐条实施方案。②在实施每条方案措施后,检查相应方案目标的实施效果及其有效性,必要时应调整、修正措施。③必要时,验证对策实施结果在安全、质量、管理、成本等方面的负面影响。

6. 效果检查

在所有对策实施完成后,QC 小组应进行效果检查。具体做法如下。①检查小组设定的目标,确认课题目标的完成情况。②必要时,确认小组创新成果的经济效益和社会效益。

7. 标准化

QC 小组应对创新成果的推广意义和价值进行评价。具体做法如下。①对有推广价值、经实践证明有效的创新成果进行标准化,形成相应的技术标准、图纸、工艺文件、作业指导书或管理制度等。②对于专项或一次性的创新成果,将创新过程相关材料存档备案。

8. 总结和下一步打算

QC 小组应对活动全过程进行总结,有针对性地提出今后打算。具体包括以下两个方面。①从创新角度对专业技术、管理技术和小组成员素质等方面进行全面的回顾和总结,找出 QC 小组活动的创新特色与不足。②继续选择新的课题开展改进和创新活动。

第二节 医院品管圈常用工具

从 20 世纪 60 年代开始,日本企业通过运用品管七大工具,收集工作现场的数据并进行统计分析,大大地改善了产品的品质,使日本的产品成为"品质"的代名词。品管七大工具的运用,提升了日本产品的品质,是日本产品走向世界的原动力。品管工具本质上是统计学方法,将基础的图表与技术知识结合统计原理应用到品管圈中。

　　品管七大工具包括查检表、层别法、柏拉图、特性要因图、散布图、直方图和控制图。品管新七大工具包括亲和图、关联图、系统图、矩阵图、矩阵数据分析法、过程决定计划图和箭线图。品管新旧七种工具各有特点（见表4-18）。品管七大工具偏重于统计分析，主要是数据资料，针对的是问题发生后的改善。而品管新七大工具偏重于思考分析过程，主要是语言文字资料，主要是强调在问题发生前进行预防。

表 4-18　品管七大工具与新七大工具比较

品管手法		优点	缺点	注意事项
品管七大工具	查检表	1. 简单、广泛、有效； 2. 可事先防止	精密度不够	项目考虑要周详
	散布图	相关因素一目了然	1. 制作费时； 2. 不易观察判断	注意纵横坐标与主题的相关性
	层别法	有比较的作用	数据收集难	注意性质的分类
	直方图	品质特性分配易于显出	1. 真正原因无法显现； 2. 收集数据费时	纵坐标以"0"为准；宽度（棒宽）相同
	柏拉图	1. 重点把握清楚； 2. 通俗易懂	无法表现可行性	1. 比例要正确； 2. 基准要把握正确
	特性要因图	1. 分类清楚； 2. 制作简便	1. 无法显示重点； 2. 复杂问题应用困难	1. 归类要正确； 2. 尽量细分化
	控制图	1. 发现问题明确； 2. 趋势明朗	上下界限较难确定	异常要随时加以注意
	亲和图	1. 制造轻松气氛； 2. 组员互不熟悉仍可应用； 3. 从多样的看法中找出互相关联性； 4. 化繁为简； 5. 集体创作	1. 制作费时； 2. 整体水准要一致	1. 归属要合适； 2. 掌握时间
	关联图	1. 使用容易； 2. 关系明了； 3. 因果架构明确； 4. 花费时间短	不适用于广泛性的问题	1. 文句要简短； 2. 提出的原因要把握重点
	系统图	1. 层次分明； 2. 可以补充联想； 3. 原因追查彻底； 4. 因果架构明确	1. 复杂问题应用困难； 2. 对策太多，无法找出重点	因果关系要分明
	矩阵图	1. 适合多元性思考； 2. 简单明了	用数据表示困难	资料评价要正确

品管手法		优点	缺点	注意事项
品管新七大工具	矩阵数据解析法	计算出各总成分的特征值、贡献率及主成分得分	计算复杂,常需要计算机辅助分析	
	过程决定计划图	1.方式广泛; 2.事先预防	不易使用	1.尽量引用经验; 2.考虑要周全
	箭线图	1. 前后关系明确; 2. 进度易于掌握	1. 要全盘了解才能制作; 2. 前面步骤变更,全盘计划均需要修改	1. 预定时间不可离谱; 2. 注意关键路径

　　每种品管工具都有鲜明的特点,其应用时机各异,只有很好地了解各种工具的特性、目的和适用时机,才能使各种工具在品管圈活动中发挥最大的作用,让活动得以顺利开展(见表 4-19 和表 4-20)。

表 4-19　品管工具在问题解决型品管圈各步骤中的应用

工具＼步骤		主题选定	拟订活动计划书	现状把握	目标设定	解析	对策拟定	对策实施与检讨	效果确认	标准化	检讨与改进
品管七大工具	查检表	○		●		●		●	○		
	散布图					○			○		
	层别法	○		●		●		○	○		○
	直方图	○		○		○		●	●		○
	柏拉图	○		●	○	●		○	●		○
	特性要因图	○		○		●	●				
	控制图	○		●		○		●	●	○	○
品管新七大工具	亲和图		●		○	●	●				
	关联图	○		○		●	●				
	系统图			○		●	○			○	
	矩阵图		●			○	○			●	
	矩阵数据解析法			○				○			
	过程决定计划图							●	○		
	箭线图							●	○		

注:●表示特别有效,○表示有效。

085

表 4-20　品管工具在课题达成型品管圈各步骤中的应用

工具　　步骤		选择课题	现状调查	设定目标	原因分析	确定主要原因	制定对策	对策实施	效果检查	制定巩固措施	总结和下一步打算
品管圈七大工具	查检表	●	●	○		○			○	○	○
	散布图	○	○			○					
	层别法	●	●					○			○
	直方图		○			○	○		○		
	柏拉图				●						
	特性要因图	●	●							○	
	控制图	○	○							○	○
品管圈新七大工具	亲和图	○									
	关联图				●						
	系统图				●			○			
	矩阵图	○			○		○				○
	矩阵数据解析法		○		○						
	过程决定计划图							●			
	箭线图							○			

注：●表示特别有效，○表示有效。

一、头脑风暴的搭档——亲和图

头脑风暴是品管圈活动的精髓。利用头脑风暴可以汇聚全体圈员的智慧，共同挖掘工作中的问题，探究其产生的原因，发现解决的方法。由于头脑风暴有自由畅谈、禁止批评、追求数量等特点，所以在讨论过程中通常会产生大量的信息。这些信息往往杂乱无章，常常需要经过一定加工整理才能用于后续步骤。

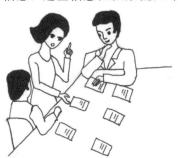

这就需要用到品管圈新七大工具之一的亲和图。

亲和图也称 KJ 法，是把现场收集的各种数据、资料，甚至工作中的事实、意见、构思等信息，按其间的相互亲和性（相近性）归纳整理，使问题明朗化，并让大家取得统一的认识，以利于解决问题的一种方法。亲和图的运用，可使不同见解的人统一思想，培养团队精神。

亲和图与常用的统计方法有所不同,主要表现在以下几个方面(见表 4-21)。

表 4-21　统计方法与亲和图的比较

区别	统计方法	亲和图
1	假说检定型	发现问题型
2	将现象数量化,以数值来掌握资料	不将现象数量化,以文字来掌握资料
3	以分析性的手法来把握,分层别类	以统合性的手法来把握,求同存异
4	以理性把握	以感性掌握
5	欧美的思考方法	东方的思考方法

(一)亲和图的特点

1. 组织化

亲和图通常指经过团队的共同思考,可以毫无遗漏地统合所有的信息,集合众人的智慧,集体头脑风暴,然后用亲和图来统合归纳,可以产生众志成城的效果。

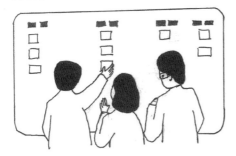

2. 科学性

工作中所遇到的问题通常是非常复杂的,仅仅依靠文献求证或者科学实验很难满足需求。亲和图具有整合功能,可以协助发现问题、解决问题,可以弥补书本科学和实验科学的不足,是一种实用的科学工具。

3. 创造性

亲和图能完整地抓住看似无法归纳整理的信息,借助构架式的组织与统合,从而挖掘出一些新的意义。因此,亲和图可以称作是一种创造性的思考方法。

(二)亲和图的意义

1. 使模糊不清的问题明朗化。
2. 促进全员参与的圈文化的建立。
3. 提高圈员士气,增强团队精神。
4. 培养圈员的领导能力。

(三)亲和图的应用范围

亲和图是头脑风暴的最佳搭档,由于头脑风暴在圈活动中被广泛运用,所以亲和图也有很大的应用价值。

1. 主题选定阶段

在主题选定过程中,首先是提出问题,一般会用到头脑风暴。一次成功的头脑风暴往往可以提出几十个甚至上百个问题。通过亲和图的整理、归纳,就能把问题集中到某几个方向上,再把同一方向的问题去重、整合、优化后,形成几个至十几个问题,有利于圈员投票。

2. 解析阶段

解析时,对于困扰团队的问题点,无论选用的是特性要因图、系统图还是关联图,都需要用头脑风暴产生大量原因,再巧妙地利用亲和图把这些原因变成特性要因图、系统图或是关联图中的因素。

3. 对策拟定阶段

在对策拟定过程中,由于圈员的分工、职位、立场不同,所以所提出的对策也是五花八门。通过运用亲和图,将这些对策分门别类,整理成表格,便于圈员下一步评分。

(四)亲和图的绘制

亲和图的绘制较为简单,没有复杂的计算,重点是列清所有项目,发动大家的积极性,把问题与内容全部列出,再共同讨论整理。一般按以下六个步骤进行。

1. 确定主题

亲和图是将零散的语言资料按其亲和性进行整合与归类,使问题明确化。因此,通常会把需要解决的问题作为主题。

2. 收集信息资料

收集资料的方法可以根据主题的不同及当时的实际情况而定,主要有以下几种。

(1)到工作现场收集数据和资料。

(2)查找文献资料或向有经验的同事请教。

(3)可以让圈员把问题带回去思考,并要求每人在规定时间内上交一定数量的信息。这个方法特别适合因轮班问题,召集全体圈员开圈会有困难的品管圈。

(4)在头脑风暴等形式的圈会中,收集各种语言信息,并将其内容以尽可能简明扼要的文字进行整理。

3. 制作资料卡

此步骤往往与收集资料同时进行,把每一条信息资料以简洁的文字记录在小卡片(或纸片、便利贴等)上,具体要领如下。

(1)使用意思最清楚的语句。

(2)尽量用5W1H方法简单明了地表达。

(3)把每一条信息资料记录在一张小卡片上。

(4)每张小卡片上的字不要超过20个。

4. 排列卡片

排列卡片即归纳卡片。收集所有人写的资料卡,将资料卡摊开在大白纸上或桌面上,务必一览无遗地摊开,由圈员逐张研读,并且必须多花些时间反复读。在读资料卡时,找出"好像很相似"或"好像感觉一样"有亲近感的资料卡放在一起。这种有亲近感的情形,就称为有亲和性。此过程由圈长或辅导员引导,则效果更佳。

5. 制作亲和卡

将得到的相近信息的卡片汇总到一张卡片上,即为亲和卡。亲和卡是将2张或2张以上资料卡所叙述的信息完整地转述、归纳,而不可以超越原来的内容;也可以将具有相近意思的亲和卡合并成更大的亲和卡。按以上原则不断合并、归纳,直至得到预计数量的亲和卡(一般为10张以下)。此过程中可能有不属于任何亲和卡的资料卡,不必勉强归入某张亲和卡,可以让其自成亲和卡。

6. 绘制亲和图

将资料卡和亲和卡按照不同的相互关系用框线划分出来(见图4-8),可用不同样式、不同粗细或不同颜色的框线描绘,也可用箭头等标记来表现不同资料卡、亲和卡之间的相互逻辑关系,即为亲和图。在完成亲和图后,全体圈员共同讨论,进一步理清其关系,统一认识。

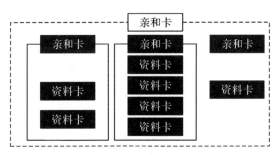

图4-8 亲和图

(五)亲和图制作的注意事项

1. 在处理所有意见时,必须秉承自由、平等、包容的原则。若在制作过程中出现太多批评、歧视、抗拒,则很难达到效果。

2. 在实施过程中,主持人应顾全大局,协调所有人的意见,并以生动有趣的方式实施,才能有更大的收获。

3. 学习亲和图,要以"从型而入,由型而出"的态度,客观地学习,主观地活用,否则可能落入一个框框或陈规中。

4. 在短时间内要想学会绘制亲和图,必须做密集式的训练,由有经验者当指导员,在训练时尽量少讲解,对参与者尽量不要加以限制。

5. 在实施亲和图时,不能先入为主,即先指定最大的亲和卡,再分小亲和卡,再加入资料卡。

6. 在归纳亲和卡时,不能仅触及表面意思而未深入各资料卡的核心。

二、收集数据的利器——结合层别法的查检表

层别法,又称分层法、数据分层法、分类法或分组法,就是把性质相同的问题点在同一条件下所收集的数据归纳在一起,以便比较分析。数据分层可根据实际情况进行,可以有多种方式。例如:按不同时间进行层别,按不同班次进行层别,按所使用的不同设备进行层别,按原材料的进料进行层别,按原材料成分进行层别,按检查手段、使用条件进行层别,按不同缺陷项目进行层别等。

层别法的用途就是"分层别类",即按照其共同特征分为一个层,并使层与层之间有明确的区分。当条件改变或有异常变动时,能按照层别的种类很快找出变动之处,进而有效掌握变异的原因,除去异常原因。层别法是所有工具中最基本的概念,在收集数据、分析问题、拟定对策时,能把复杂的资料有系统、有目的地加以分门别类的归纳及统计。

查检表是为了便于收集数据,用简单的划记、符号或数字填记,并对所收集的数据做进一步统计整理、解析判断,或为核对、检查而设计的一种表格或图表,也称为点检表或查核表。

查检表对工作现场的观察、记录和数据收集有很大的用处,有助于发现并改善问题。查检表用于记录事件的发生次数或操作是否被执行,将是非、选择的标记加以整理后,可再用柏拉图、直方图等工具进行量化分析。

将层别法的理念应用于查检表的设计和数据收集过程,将会大大提高所收集数据的质量,并且可以挖掘出很多潜在的问题。例如:将白班与夜班分开,将新员工与老员工分开,将男职工与女职工分开,将不同机器的产品分开等。

(一)查检表的特点

1. 查检表是一种简明易懂的标准化表格,可用于协助数据收集,是质量管理中最简单的也是用得最多的管理工具。

2. 一个查检表能同时查检多个项目。

3. 通过数据的收集,清晰描绘每个事件的具体情况,而不是某位圈员的个

人意见。

4. 每个人必须查看和记录相同范围的内容,对其中的每个状况或事件有统一的解释。

5. 记录完毕后,可以一目了然地看清整个过程,能迅速掌握问题的所在。

(二)查检表的分类

查检表可根据工作的目的或种类,分为点检用查检表和记录用查检表两种。

1. 点检用查检表

点检用查检表是把要确认的各种事项,如确认作业执行、设备仪器养护的实施状况,或为预防不良事件或事故的发生,确保安全使用等,用于调查作业过程中的情形,以防止作业疏忽或遗漏而将各个步骤全部列出来所制成的表格。这种点检表可以防止遗漏或疏忽而造成的缺失,把非做不可、非检查不可的工作或项目按点检顺序列出,逐一点检并记录。实例见表4-22。

表 4-22　点检用查检表实例——开机查检表

次序	项目	状态	次序	项目	状态
1	打开总电源开关		7	启动主机电源	
2	开启空气压缩机		8	打开电脑主机	
3	启动气阀		9	启动界面装置	
4	开启空气干燥机		10	打开屏幕	
5	启动变压器		11	启动打印机	
6	启动稳压器		12	按下操作盒开关	

2. 记录用查检表

记录用查检表是指将数据分类成数个项目,以符号、划记或数字记录的表格或图形。此类查检表用来收集计划资料,常用于记录不良项目。由于其常用于记录工作疏失、品质良莠等,故也称为改善用查检表。实例见表4-23。

表 4-23　记录用查检表实例

住院药房____月份药品出错登记表　　　　　　　　□针剂差错表　□片剂差错表

日期	差错原因		当事人	核对人	备注
	A 调配错误	A1□拿错药　A2□数量错　A3□规格错　A4□产地错			
	B 发药错误	B1□核对错　B2□药箱放错　B3□登账错误			
	A 调配错误	A1□拿错药　A2□数量错　A3□规格错　A4□产地错			
	B 发药错误	B1□核对错　B2□药箱放错　B3□登账错误			

续 表

日期	差错原因				当事人	核对人	备注
	A 调配错误	A1□拿错药	A2□数量错	A3□规格错 A4□产地错			
	B 发药错误	B1□核对错	B2□药箱放错	B3□登账错误			
	A 调配错误	A1□拿错药	A2□数量错	A3□规格错 A4□产地错			
	B 发药错误	B1□核对错	B2□药箱放错	B3□登账错误			
	A 调配错误	A1□拿错药	A2□数量错	A3□规格错 A4□产地错			
	B 发药错误	B1□核对错	B2□药箱放错	B3□登账错误			
	A 调配错误	A1□拿错药	A2□数量错	A3□规格错 A4□产地错			
	B 发药错误	B1□核对错	B2□药箱放错	B3□登账错误			
	A 调配错误	A1□拿错药	A2□数量错	A3□规格错 A4□产地错			
	B 发药错误	B1□核对错	B2□药箱放错	B3□登账错误			
	A 调配错误	A1□拿错药	A2□数量错	A3□规格错 A4□产地错			
	B 发药错误	B1□核对错	B2□药箱放错	B3□登账错误			
	A 调配错误	A1□拿错药	A2□数量错	A3□规格错 A4□产地错			
	B 发药错误	B1□核对错	B2□药箱放错	B3□登账错误			
	A 调配错误	A1□拿错药	A2□数量错	A3□规格错 A4□产地错			
	B 发药错误	B1□核对错	B2□药箱放错	B3□登账错误			

(三)查检表的应用范围

1. 主题选定阶段

在选择主题时,有时候会碰到圈员对某些问题的发生频率、严重程度认识不一的情形。此时,做一个短期的查检能够真实地呈现问题,有助于圈员统一认识,从而确定主题。

2. 现状把握阶段

在现状把握阶段,查检表通常是必不可少的工具。通过查检,全员分工收集数据,以获得客观的、符合事实的资料。把这些资料用柏拉图等工具进行统计分析,得出改善的重点。

3. 解析阶段

在解析阶段,有时为了精益求精需要做真因验证。真因验证需要根据解析中得到的可查检要因设计成查检表,进行现场数据收集并统计分析。

4. 对策实施与检讨阶段

在对策实施后,为检验对策是否有效及效果如何,可通过查检表来收集和分析数据,从而实时掌握现状,为及时调整对策提供依据,也可用于对比改善前后的数据。

(四)查检表的设计要领

查检表并无固定格式,可根据设计目的而定,但应力求清楚、完整、易于使用。设计原则为简单化、不遗漏,记录有用的资料,有利于统计分析。关于查检表的设计,应注意以下几点。

(1)标题:要明确设计查检的目的,应能迅速、正确、简易地收集到数据。

(2)时间、期限、频率:明确查检开始时间、查检期限及查检的频率。

(3)地点:要明确在什么地方进行查检。

(4)理由:明确要查的项目及原因。查检的要因项目不宜过多,以 4～6 项为宜。查检的项目应能够清楚陈述,记录时要注意层别。

(5)人员:明确由谁来查检。

(6)方法:要明确用什么方法进行查检及查检的记录方式。记录应尽量避免使用文字,尽可能使用符号,如"正""卌""√""△""〇"或用数字记录,以提高记录的效率。

查检表可以避免查检者记录错误,以免影响日后统计分析的真实性。

预留一定的空位,方便在实际查检中可增加栏目。

(五)查检表的制作步骤

1. 明确所要观察和记录的事件。

2. 确定要收集的项目,具体如下。

(1)直接针对想要查检的事件,利用头脑风暴的方式,确定要收集的项目。

(2)将流程图中易产生缺失的项目或特性要因图(关联图、系统图)中所圈选出来的主要原因,作为查检表中所要收集的项目。

3. 收集资料,具体操作如下。

(1)确定由谁收集资料:由谁收集数据取决于项目的本身和资源。此外,数据收集者必须有充分的时间,并具备必要的知识,这样方能收集到精确有用的信息。

(2)确定收集资料的期限:收集数据的时间可根据数据发生的特点来制定,可由几个小时至几个月不等。

(3)确定收集资料的方法:在收集数据时,可按数据取得的难易程度,根据实际情况,进行全部查检或抽样查检。

4. 收集项目数据。由数据收集者按照所设计的表格,在收集期限内,针对每一个项目进行数据收集,并将结果填入表格中。

(六)查检表制作的注意事项

1.所收集的数据必须真实,不可作假或修正。

2.所收集的数据应能获得层别的情报。

3.查检项目基准须一致。

4.样本数须有代表性。

5.明确测定和查检的方法。

6.明确查检样本的收集方法、记录方式及各类符号代表的意义。

7.设计应尽可能全地考虑到各种层别,尽管很多层别并没有表现出明显差异。在整理和统计数据时,可将无差异的层合并。

三、找出重点的手段——柏拉图

早在1897年,意大利经济学家柏拉图(Pareto)在分析社会经济结构时发现一个规律,80%的社会财富集中在20%的人手里,而80%的人只拥有20%的社会财富,这个规律后来被称为80/20法则。这个现象被美国品管大师裘兰博士(Joseph Juran)用曲线和图形应用到品管上,同时创出"Vital Few , Trivial Many"(重要的少数,琐细的多数)的名词,并将此现象定义为"柏拉图原理"。后来,石川馨又将柏拉图应用于品管圈,使其成为品管七大工具之一。

柏拉图是为寻找影响品质的主要原因,用由高到低的顺序将各种原因排列成矩形,以表示各原因出现频率高低的一种图表。柏拉图可以帮助我们找出关键的问题,抓住重要的少数及有用的多数,适用于计数数值统计,也有人称其为ABC图;又因为柏拉图是对项目从最关键的到较次要的进行排序而采用的简单图示技术,故又称其为排列图。

柏拉图是用来做重点管理的工具。重点通常只占全体的一小部分,但只要掌握了重要的少数,就能控制全体。重点通常只占全体的20%,但影响度却能占80%,这就是通常所说的80/20法则。在实际工作中,80%的错误后果往往由20%的错误原因所引发,我们只要改善20%的错误项目,就能改正80%的错误。柏拉图告诉我们,找出造成最大错误(80%)的主要因素(20%),通过区分最关键的与最次要的项目,用最少的投入获取最佳的改进效果,这就是柏拉图精神。

(一)柏拉图图形结构

柏拉图的标准结构见图4-9。

柏拉图在坐标轴的纵轴上有两种衡量尺度。左边是质量特性,用来衡量特性的计算单位,如个数、次数、件数、金额等;右边则为累计百分比。柏拉图的横轴是所要分析的项目,可按如下划分。①结果的分类,如不良项目(数量出错、剂量出错、品项出错);②原因的分类,如材料别、仪器设备别、操作者别(张药师、王药师、陈药师等)。项目的排列顺序是从大到小,"其他"放在最后。折线表示每个项目的累计百分比。

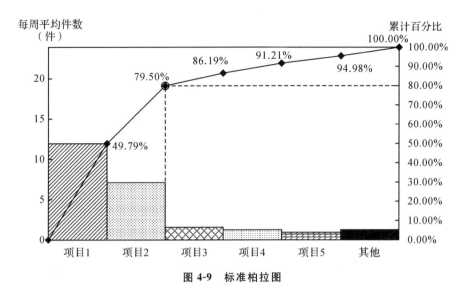

图 4-9　标准柏拉图

(二)柏拉图的应用范围

1. 现状把握阶段

在查检阶段,往往会收集到一堆密密麻麻的数据,为了更好地了解数据的意义,必须对所收集到的数据加以整理分类,分层分析,缩小范围,这样才能找到重点。此时,我们需要借助的工具正是柏拉图。

2. 解析阶段

在解析阶段,有时为了精益求精需要进行真因验证。真因验证需要将可查检要因所收集的数据,利用柏拉图检验其是否符合 80/20 法则,把不合格的"伪要因"剔除,剩下的就是导致问题的真因。

3. 效果确认阶段

在对策实施全部完成后,可以再对原先的项目进行查检,将所得到的数据重新制作成柏拉图,可以看出各个项目所占比例的变化。如果要将改善前后的柏拉图进行对比,则可以使改善后的柏拉图的左边纵轴最大刻度与改善前的柏拉图一致,右边纵轴按实际百分率(最大刻度可能超过 100%)。这样,将所得到的柏拉图与改善前的柏拉图进行对比,可以非常直观地看出每个项目的改善效果。

(三)柏拉图的绘制

1. 确定要分析的项目,如造成药品品项差错的原因、造成药品质量检验不合格的原因。

2. 制作查检表,收集数据。

3. 将所收集到的数据按项目发生的次数多少进行排序,并求出合计次数、百分比及累计百分比。

累计百分比的计算公式:累计百分比＝各项累计数÷总数×100％

4. 绘制纵轴和横轴,写入必要事项。具体如下。

(1)横轴表示分类项目,左边纵轴表示次数,右边纵轴表示事件发生的累计百分比。

(2)左边纵轴的最高刻度是发生总数,右边纵轴的最高刻度是100％。左边纵轴的最高刻度与右边纵轴的最高刻度在同一条水平线上。

(3)在左边纵轴标出衡量分类项目的单位。在定义纵轴和横轴的大小刻度时,原则上可使横轴整体的长度大于纵轴的1倍或2倍。

5. 画柱状图和累计曲线,并在柱状图上标示数值。具体如下。

(1)将分类项目的名称按其发生次数的多少,由左到右排列在横轴上。这样生成的图表由高到低排列,可以一眼看出影响问题的主要原因。如果有"其他"这个项目,则应将其放在最末位(最右边)。如果"其他"这个项目的次数大大高于倒数第2个项目,则要考虑是否可以将"其他"项目进行进一步的分割。

(2)将各分类项目对应左边纵轴刻度绘出直方柱,各直方柱的宽度相同且彼此间相连、不留间隔,柱和纵轴间也没有间隔。

(3)根据累计百分比数值,在直方柱的右侧绘制出累计百分比的曲线,数值对应右边纵轴。

(四)柏拉图的注意事项

1. 在应用柏拉图时,所找出的改善重点最好占所有项目的20％,不宜过多,否则将失去找出主要因素的意义。如果出现改善重点过多的情形,则应该思考项目分类是否周全。

2. 在采取对策解决或基本解决主要因素后,原先次要的因素可能上升为主要因素,在持续改善中,可将它作为下一阶段的改善重点。

3. 在绘制柏拉图时,特别是初次接触柏拉图时,应该避免以下错误。

(1)所分析的项目没有从大到小排列。

(2)"其他"这个项目未放在最末位。

(3)"其他"项目的数值远大于前面几项。

(4)直方柱之间未连接。

四、查找原因的关键——特性要因图和系统图

问题的特性总是受一些因素的影响,通过头脑风暴找出这些因素,并将它们与特性值一起按相互关联性整理而成的,层次分明、条理清楚并标出重要原

因的图形,就被称为特性要因图。特性要因图最早是由石川馨博士提出的,因此又被称为"石川图"。特性要因图的形状很像鱼骨,故也可称为鱼骨图。其展现的是结果与原因之间或期望与对策之间的关系,故也称为"因果图"。

系统图就是把要实现的目的与需要采取的措施或手段系统地展开,并绘制成图,以明确问题的重点,寻找最佳手段或措施。系统图可以系统地掌握问题,已被广泛应用于质量管理中,如质量管理因果图的分析、质量保证体系的建立、各种质量管理措施的开展等。

特性要因图和系统图虽然在表现形式上有所不同,但在本质上非常相似,且可以互相转化。

(一)特性要因图的分类

在考虑复杂的问题,并需要客观地找出可能的原因或对策时,就可以用特性要因图来解决。特性要因图可分为以下三种。

1. 原因追求型特性要因图

原因追求型特性要因图最为常用,主要用于分析问题所产生的原因,通常在解析阶段使用,当然它也适用于其他需要探究原因的步骤。从图形上看(见图 4-10),鱼头一般是朝右的,鱼头前方写的是现存的问题点,通常以"为什么""为何"等开头,鱼身的大骨、中骨、小骨表示各类原因。

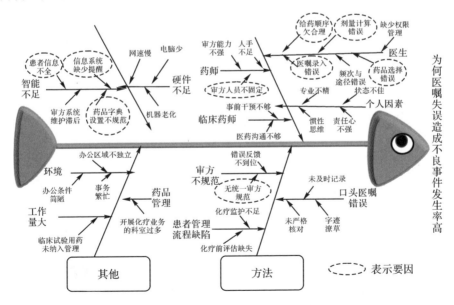

图 4-10 原因追求型特性要因图实例

2. 对策追求型特性要因图

对策追求型特性要因图主要用于寻求解决问题的对策,通常用于对策拟定阶段。从图形上看(见图 4-11),鱼头一般是朝左的,鱼头前方写的是要解决的问题,通常以"如何提高""如何改善"等开头,鱼身的大骨、中骨、小骨表示各类对策。

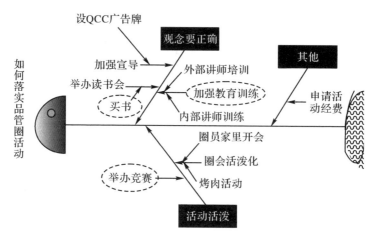

图 4-11 对策追求型特性要因图实例

3. 整理问题型特性要因图

整理问题型特性要因图比较特殊,各要素与特性值之间不是因果关系,而是结构构成关系。其主要用于对问题进行结构化整理。严格来讲,这不能算是真正意义上的特性要因图,只是借助其形式来整理或展开问题。因此,表现形式也较为自由(见图 4-12)。在现状把握阶段,亦可以利用该类结构性鱼骨图来设计查检表项目,确保所收集数据的全面性及确凿性。

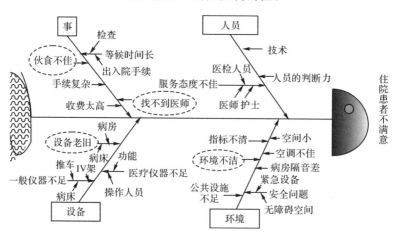

图 4-12 整理问题型特性要因图实例

由于原因追求型特性要因图的应用最为广泛,所以后面主要就原因追求型特性要因图展开讨论。

(二)系统图的分类

系统图一般可分为两种,即对策型系统图和原因型系统图。

1. 对策型系统图

对策型系统图以"目的—方法"的方式展开。例如问题是"如何提升品质?",则开始发问"如何达成此目的,方法有哪些?";经研究,发现有推行零缺点运动、推行品质绩效奖励制度等(以上为一次方法);然后再问"推行零缺点运动有哪些方法?"(二次方法);后续同样就每项二次方法换成目的,展开成三次方法;最后,建立对策型系统图(见图4-13)。

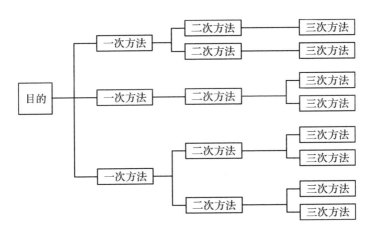

图 4-13　对策型系统图

2. 原因型系统图

原因型系统图以"结果—原因"的方式展开,例如问题是"为何品质降低?",则开始发问"为何形成此结果,原因有哪些?";经研究,发现原因是人力不足、新进人员多等(以上为一次原因);接着,以"人力不足""新进人员多"等为结果,分别追问"为何形成此结果,原因有哪些?",其中"人力不足"的原因有"招聘困难""人员素质不够"等(二次原因);后续同样就每项二次原因展开成三次原因等;最后,建立原因型系统图(见图4-14)。

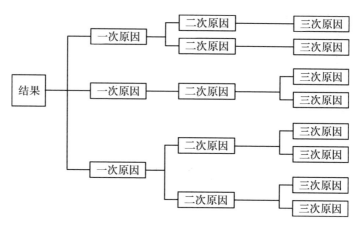

图 4-14　原因型系统图

(三)特性要因图和系统图的应用范围

由于特性要因图和系统图在原理上相似,所以其应用范围也大致相同。

1. 解析阶段

解析阶段的主要任务就是探究问题产生的原因,并且必须分析得足够透彻。这个过程非常适合用特性要因图或系统图来解决。这是特性要因图或系统图在品管圈中的主要应用,用到的是原因追求型特性要因图和原因型系统图。

2. 对策拟定阶段

在拟定对策时,也可以利用特性要因图或系统图来展开问题。这样能使整个过程更有条理,也会更生动、形象。这里用的是对策追求型特性要因图和对策型系统图。

3. 其他阶段

在品管圈开展的其他阶段,可能碰到一些需要查找原因和寻求对策的情况,或者遇到比较复杂的事情需要层层剖析。此时,灵活运用特性要因图和系统图会使问题迎刃而解。

(四)特性要因图绘制的方法

1. 归纳法

先请每位圈员写出一些原因,多多益善;再将大家写的原因集合起来,删去重复的部分后,再加以分类(此处可用亲和图)。应用归纳法所想出的原因会较完整,不太会被局限在某一范围内,但是所花费的时间会比演绎法多。

2. 演绎法

先将原因预先分成几大原因,比较经典的分类方法是 4M1E,即"人员

（Man）""机器设备（Machine）""材料（Material）""方法（Methods）"和"环境（Environment）"。当然,也可以根据实际情况确定大原因,圈员再由这些大原因往下分别思考中原因和小原因。应用演绎法可快速完成特性要因图,但是也容易使圈员的思考方向局限在所列出的几个大原因上,而忽略其他大原因。

应用演绎法绘制特性要因图的步骤如下。

（1）列出问题:画出主骨与所要讨论的主题（见图 4-15）。主题可表示为以"为什么"开头的语句,如"为什么门诊候药时间长""为什么院内感染率会偏高""为什么住院患者抱怨率高"等。

图 4-15 列出问题

（2）确定大原因:按照实际情况确定大原因,可用经典的 4M1E,也可经讨论自行决定,必要时可加入"其他"项,用于发掘前面几个大原因未涉及的项目。一般而言,可由 4M——方法（Methods）、人员（Man）、材料（Material）和机器设备（Machine）这四个方面进行思考,也可以从"人""事""时""地""物"等方向考虑。大原因可以用方框或其他形状的图形框住,再从框边缘画直线与主骨成 60°～80°的交角,然后在与主骨交接的线头上画上箭头（见图 4-16）。

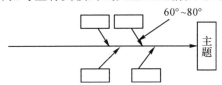

图 4-16 确定大原因

（3）确定中原因:中原因一般是大原因中容易出现问题的要素,也可描述为一种有问题的现象。中原因不需要画框,可画带箭头的直线与大原因相交,该线一般与主骨平行（见图 4-17）。

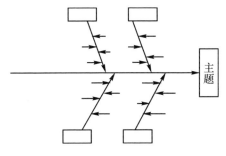

图 4-17 确定中原因

（4）确定小原因:小原因是产生中原因这种现象的本质原因。小原因也不需要画框,可画带箭头的直线与中原因相交,交角一般为 45°(见图 4-18)。

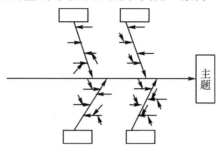

图 4-18　确定小原因

（5）确定要因:在找出众多原因之后,我们没有必要针对所有原因一一制定对策,所以我们还需要找出其中少数的一些关键原因。在解决这些原因后,我们通常会发现问题已经基本得到了解决,这些原因就是主要原因,简称要因。我们一般可根据经验或经投票圈选出要因。

1）经验法:在绘制完成特性要因图后,将图内的小原因列出,由圈员分别圈选出几个原因后,再统计圈员所圈选的原因,将被圈选的原因进行先后次序排列,列出较为重要的原因,得出 4～10 条要因。

2）评价法:经验法圈选要因的方法虽然操作简单、省时省力,但是不够科学、严谨,我们也可以利用评价法由全体圈员对每一个小原因按照重要程度进行评价打分,然后统计出每个小原因的总得分;排序后,按照 80/20 法则选定排名靠前的 20％ 的原因为要因(见表 4-24)。

表 4-24　特性要因图的要因评价表

编号	特性要因图中的原因		圈员打分情况									总分	排名	选定
	中原因	小原因	圈员A	圈员B	圈员C	圈员D	圈员E	圈员F	圈员G	圈员H	圈员I			
1	中原因1	小原因1	1	1	3	3	1	3	1	1	1	15	16	
2		小原因2	5	3	5	3	5	1	5	3	3	33	4	★
3		小原因3	3	3	1	3	1	1	1	1	3	17	12	
4	中原因2	小原因4	5	5	3	5	3	5	5	5	5	41	2	★
5		小原因5	1	3	1	3	1	3	1	1	1	15	16	
6	中原因3	小原因6	3	1	3	3	1	1	3	3	3	21	9	
7		小原因7	1	3	3	1	3	1	1	3	1	17	12	

编号	特性要因图中的原因		圈员打分情况									总分	排名	选定
	中原因	小原因	圈员A	圈员B	圈员C	圈员D	圈员E	圈员F	圈员G	圈员H	圈员I			
8		小原因8	5	5	5	3	5	5	5	5	5	43	1	★
9	中原因4	小原因9	3	3	3	3	3	3	3	3	3	27	6	
10		小原因10	1	1	3	1	3	1	1	1	1	13	19	
11		小原因11	1	1	3	3	3	1	3	1	1	17	12	
12	中原因5	小原因12	3	3	3	3	3	3	3	3	3	27	7	
13		小原因13	3	3	3	1	1	1	1	1	1	15	16	
14	中原因6	小原因14	1	1	3	1	3	1	5	1	1	17	12	
15		小原因15	1	3	3	3	1	1	1	3	3	19	10	
16	中原因7	小原因16	3	3	1	3	5	1	5	3	3	27	8	
17		小原因17	3	3	5	3	3	3	5	3	3	31	5	
18	中原因8	小原因18	1	1	3	3	1	1	1	1	1	13	19	
19	中原因9	小原因19	5	3	5	3	5	5	3	5	5	39	3	★
20		小原因20	1	1	5	1	3	1	3	3	3	19	10	

说明:重要的,5分;一般的,3分;不重要的,1分。根据80/20法则,选定排名前4位的为要因

无论用何种方法,最后在特性要因图上将选出的要因圈出来,并在边上注明图例,这样的特性要因图才算完整。

(五)系统图绘制的方法

1. 确定主题

明确想要解决的问题或想要达成的目标,以简洁精炼的语句来表示。系统图一般是单目标的,即一个质量问题用一张系统图。

2. 提出手段和措施

利用头脑风暴法集思广益,提出实现目标的各种手段或策略。一般由层次较高的手段或策略开始,依次联想提出。

3. 评价手段和措施,决定取舍

对找出要因的手段、措施是否适当进行评价,进行取舍选择。

4. 绘制系统图

首先把主题置于图纸左端的中间,然后从左到右依次把为了达到目标所需

要的手段和措施列出,并按相互之间的关系联系起来。在联系的过程中,要仔细考虑各因素之间的逻辑关系。

5. 制订实施计划

制作实施方法的评价表,经全体人员讨论同意后,将最后一次展开的各种方法依其重要性、可行性、急迫性、经济性等指标进行评价,根据评价结果制订实施计划。

(六)特性要因图和系统图使用的注意事项

1.相比较而言,特性要因图比较直观,更容易引发发散性的横向思维;系统图则更易诱导深入的纵向思维。

2.两者可相互转换,但当展开的层次较多时,特性要因图很难表现,而系统图则无此困扰。

3.两者在制作阶段都可以用头脑风暴法尽可能多地收集原因或措施,然后用反头脑风暴等工具进行初步论证,及时修正或删除因果关系不明确的原因和不必要的手段。

4.在制作特性要因图时,大原因可用中性词描述(不说明好坏),中、小原因可使用价值判断的词(如……不良……过多等)。

5. 无论是特性要因图,还是系统图,一个质量问题画一张图,不要将多个质量特性画在同一张图上。

五、明确因果的妙法——关联图

关联图是由日本千住镇雄教授开发出的,正式全名为"管理指标间的关联分析"。关联图是将"原因-结果"或"目的-手段"等纠缠在一起的问题,以逻辑方式,从整体性的观点来把握、分析,使关联明确化,然后找出适当对策的一种工具。关联图是用箭线表示存在的各种问题及其要因,以及要因之间、各项目或手段及其之间错综复杂的逻辑关系的图形。因此,关联图就是把现象与问题有关系的各种因素串联起来的图形。关联图的控制可以帮助找出与此问题有关系的要因,以便进一步抓住重点问题并寻求解决对策。

在影响事物的各种因素之间必然存在大量的因果关系,这些因果关系有的是纵向关系,有的是横向关系。纵向关系可以用特性要因图和系统图来加以分析,但特性要因图和系统图对横向因果关系的考虑不够充分。这时,关联图就大有用武之地了。关联图法是根据事物之间横向因果逻辑关系找出原因的最合适的方法(见图4-19)。

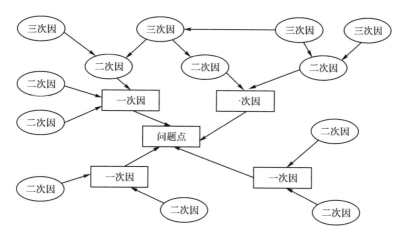

图 4-19　关联图示意

(一)关联图的特点

关联图在品管圈中被广泛应用,是因为其具有以下特点。

1. 能以广阔的视野透视问题,可打破先入为主的观念,容易掌握关联关系而有效地掌握重点。

2. 适合整理原因非常复杂的问题,比其他手法更易处理原因之间的关联关系。

3. 圈员容易形成共识,并增长知识。

4. 表现形式不受拘束,图形可自由绘制,有助于因素之间的连接和转换。

5. 可在短时间内向圈外人士(特别是主管领导)说明,且得到理解。

关联图拥有特性要因图所没有的优点(见表 4-25)。对于复杂的、混沌不明的大问题,在特性要因图无法解决时,就需来关联图来解决。

表 4-25　关联图与特性要因图的特点比较

关联图	特性要因图
多种特性	单一特性
复杂问题	单纯问题
视野广	视野窄
不受图形限制	受图形限制

虽然关联图有很多优势,但是制作起来对圈员的要求较高,容易混淆。因此,在分析不太复杂的问题或首次接触品管圈时,特性要因图仍然是首选。

(二)关联图的分类及应用范围

1.从图形上分类

从图形上看,关联图主要有单中心型和多中心型两种类型。

(1)单中心型:整个关联图中只有一个焦点问题(见图4-20)。

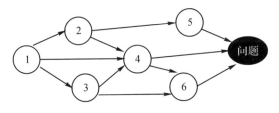

图 4-20　单中心型关联图

(2)多中心型:整个关联图中有两个或两个以上焦点问题(见图4-21)。

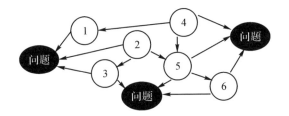

图 4-21　多中心型关联图

2. 从用途上分类

从用途上来看,关联图又可以分为原因追求型和目的达成型。

(1)原因追求型:追求结果(问题)的原因,弄清原因与结果(问题)间的相互关系。在解析阶段用的主要就是原因追求型关联图(见图4-22)。

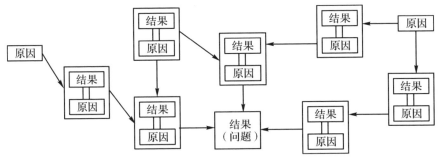

图 4-22　原因追求型关联图

(2)目的达成型:追求实现目的(基本目的)的手段,弄清目的与手段的相互关系,主要用于对策拟定阶段(见图4-23)。

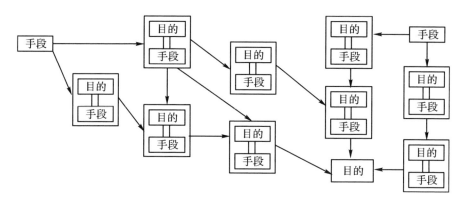

图 4-23　目的达成型关联图

（三）关联图的制作

关联图主要应用于解析阶段,常用的是原因追求型关联图。以下就以原因追求型关联图为例,解释其绘制步骤。

1. 确定题目,写出主题。所确定的问题点就是现状把握阶段得出的改善重点之一,必须用明确而简洁的语言描述。

2. 考虑问题产生的原因并制作原因卡。圈会组织者要求圈员预先思考,收集资料,运用头脑风暴等方法寻找原因。每个圈员应该反复对问题进行提问,例如"为何会有这种问题产生?",然后针对提问,将所想出的原因记录下来。在每个人所记录的原因中,选出与问题较有关系的原因,收集整理后,用简明通俗的语言做成卡片。

3. 排列卡片。集群组合,将因果关系相近的卡片加以归类。将要讨论的主题摆放在白板的正中心或挂图纸的中间位置。核对每个原因卡,理解其中的内容,将内容类似者靠在一起,在挂图纸或白板上区分成组。

将 5~25 张对问题点影响较高的卡片摆放在问题卡的四周,并留出足够的空间画箭号。将对问题点影响较弱的卡片放在距离问题卡较远的区域。

找出一次原因,即直接导致问题(主题)产生的原因。有时,一次原因可能有好几个。针对一次原因进行提问,依次找出二次原因、三次原因等。同样,当二次原因、三次原因等也同时有好几个时,应该分别记录在挂图纸或白板上的相关问题点附近,并以箭号连接。

4. 以箭头连接原因和结果,尽量以"为什么"发问,回答寻找因果关系。

5. 粘贴卡片,画箭头,连接因果关系制作关联图。

6. 再次检查原因与结果之间的关系,要非常有逻辑性,如"因为……所以……"。修正图形,讨论不足,修改箭头。

7. 整理图形,尽量消除或减少交叉箭线。

(四)关联图的要因分析

关联图的最终目的是从众多原因中找出影响问题的根本原因,因此还需要找出其中的主要原因,即要因。关联图的要因较容易判断,可以通过解读图形来获得。对几种图形解读如下。

1. 箭头只进不出是问题。为了区别,问题一般用不同的图形来表示,如

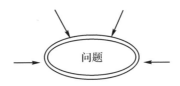

（见图 4-24）。

图 4-24　关联图中的问题

2. 箭头只出不进是主要因素,也称末端因素,是解决问题的关键(见图 4-25)。

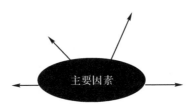

图 4-25　关联图中的主要因素

3. 箭头有进有出是中间因素。其中,出多于进的中间因素是关键中间因素,犹如打排球的二传手,一般也可以作为要因对待(见图 4-26)。

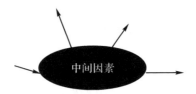

图 4-26　关联图中的中间因素

因此,只要找出主要因素,并适当筛选几个关键因素,把这些因素加在一起就可以得出要因(见图 4-27)。必要时,可对这些要因进行讨论和评价,剔除圈能力不能解决的部分要因。

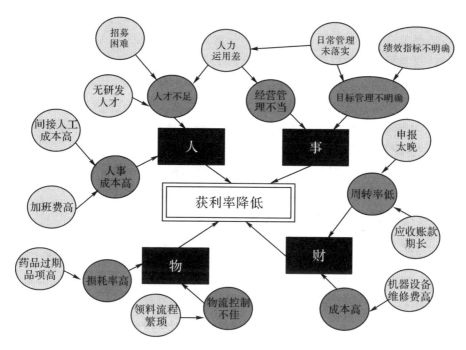

图 4-27　关联图实例

(五)关联图绘制的注意事项

1. 由于不拘形式,可自由表现,所以不同圈员可能得到不同的图形,但是结论应该是大体一致的。

2. 图形不能过于复杂,否则容易导致不易理解或遗漏重要信息的后果。

3. 所列出的原因不能太简略,否则就失去了该项工作的意义。

4. 可对各部门的关联图进行整合,以获得整体情况。

六、对策拟定的助手——过程决策程序图

过程决策程序图(Process Decision Program Chart,PDPC)是指在计划制订阶段或进行系统设计时,预测可能发生的障碍(不理想事态或结果),从而设计出一系列对策措施,以最大的可能引向最终目标(达到理想结果)所绘制的图形。该法可用于防止重大事故的发生,因此也称之为重大事故预测图法。

(一)过程决策程序图的特点

1.能从整体上掌握系统的动态并依此判断全局。

2.具有动态管理的特点。

3.具有可追踪性。

4.能预测那些通常很少发生的重大事故,并在设计阶段预先考虑应对的措施。

5.使参与人员的构想、创意得以充分发挥。

6.提高目标的达成率。

(二)过程决策程序图的分类

一般情况下,过程决策程序图可分为以下两种。

1.依次展开型。即一边解决问题,一边收集信息,一旦遇上新情况或在新操作之前,即刻标示于图表上。

2.强制连接型。即在进行操作前,为达成目标,事先提出在所有过程中被认为有阻碍的因素,并且制定应对对策或回避对策,将它标示于图表上。

(三)过程决策程序图的应用范围

过程决策程序图主要应用于对策的制定和实施阶段,其对课题达成型品管圈的意义尤其大。对备选的对策,要进行障碍和副作用的判定,拟定消除障碍的方法,并从科学性、创新性、可行性、经济性等多个维度考察其是否值得实施。在实施阶段,通过制定对策实施表,有计划、有目的地推进,从而实现既定目标。在这个过程中,成功的关键是灵活应用过程决策程序图。

(四)过程决策程序图的实施步骤

制作过程决策程序图需要依据时间顺序的变化,来预测可能产生何种状况,并针对状况提出应对对策,将对策的过程用图表表示。

依次展开型与强制连接型过程决策程序图在基本理论上是相同的。以下就针对强制连接型过程决策程序图的制作步骤做以下说明。

1.过程决策程序图的常用符号如下。

表示起点或目标:☐

表示对策或方法:☐

表示决策的重点:◇

表示时间的经过或事态的进行:——→

表示信息提供或不确定事态现象的引导路径:------▶

2.将主题和预计理想目标写在卡片上,将主题卡置于纸的上方,将目标卡置于纸的下方,中间则留白。

3.在问题解决过程中,有许多外在不允许的因素产生,我们称之为限制条件或前提条件。对此种条件,应先予以明确化,并标示于右上方。

4.写出现有所知的各项事实。在制作过程决策程序图时,应以事实为依据,不可以以个人想象或推测来表示,否则会使制成的过程决策程序图毫无用处。

5. 将步骤 4 中已得知的各项事实,以头脑风暴法由圈员提出达成目标的对策,再从中选取最有效的对策。对于不明确的对策,应讨论至明确为止;否则,应舍弃。从计划开始到达成目标之间,将卡片依时间顺序排列,做出达成目标的可能途径,并用箭头连接(见图 4-28)。当一个途径中所得到的情报对其他途径有影响时,应加以讨论,并以虚线来连接相互关联的事实。

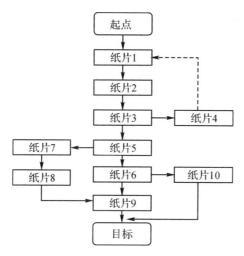

图 4-28　过程决策程序图示意

6. 由圈员检查过程决策程序图是否有遗漏之处,或将最后完成的图交给经验丰富的上级主管检查。如发现有应追加的项目,应经圈内全体人员讨论后再进行追加。

七、效果维持必备工具——控制图

控制图,又称管制图,是对过程或过程中各特性值进行测定、记录、评估,及监察过程是否处于控制状态的用统计方法设计的一种图。控制图是根据假设检验的原理构造的一种图,用于监测过程是否处于控制状态。将实际的品质特性,与根据经验所建立的过程能力的控制界限进行比较,按时间的先后次序,以判别质量是否稳定。

品管圈的宗旨在于不断进行 PDCA,不断改进,不断提高。因此,在一期品管圈活动结束后,必须进行效果维持,才能确保品管圈的成果。将本期品管圈结束后,继续追踪主要的改善指标,绘制成控制图,可以完美地体现本期改善的成果。

(一)控制图的特点

控制图的基本结构是在直角坐标系中画三条平行于横轴的直线,中间一条实线为中心线（Central Line，CL），上、下两条虚线分别为上控制界限（Upper Control Line，UCL）和下控制界限（Lower Control Line，LCL）。横轴表示按一定时间间隔抽取样本的次序，纵轴表示根据样本计算的、表达某种质量特征的统计量的数值，由相继取得的样本算出结果，并在图上标为一连串的点，再将点用线段连接起来（见图4-29）。

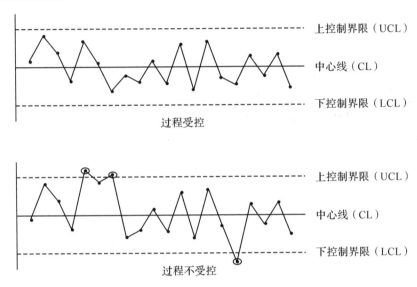

图 4-29　控制图

在工作过程中，工作质量会受各种因素的影响而产生变动。而引起变动的原因可分为两种，一种为偶然（随机）因素，一种为异常（非随机）因素。偶然因素是大量客观存在的，是过程所固有的，但对过程质量特性的影响很小，是人们无法加以消除的。异常因素不是过程所固有的，但对过程质量特性的影响较大，在查明原因后，是可以加以消除的（见表4-26）。

表 4-26　偶然因素和异常因素的对比

分类	变异的情况	影响程度	追查性
偶然（随机）因素	系统的一部分，很多，一定有且无法避免	每一个都很微小、不明显	不值得，成本高，不经济
异常（非随机）因素	本质上是局部的，很少发生，可避免的	有明显的影响，而且影响巨大	值得且可找到，否则会造成大损失

当工作过程仅受偶然因素的影响，从而质量特征的平均值和变异都基本保持稳定时，说明其处于控制状态。此时，质量特征是服从确定概率分布的随机

变量,它的分布(或其中的未知参数)可依据较长时期在稳定状态下取得的观测数据用统计方法进行估计。在分布确定以后,质量特征的数学模型随之确定。为检验其后的过程是否也处于控制状态,就需要检验上述质量特征是否符合这种数学模型。为此,有必要每隔一段时间,抽取一个大小固定的样本,计算其质量特征。若其数值符合这种数学模型,就认为过程正常;否则,就认为其受到某种异常因素的影响,或者说过程失去控制。发现并消除已经存在的或潜在的影响过程质量的异常因素,从而维持过程的稳定状态,可以使过程可预测。

(二)控制图的实施步骤

1. 按规定的抽样间隔和样本大小抽取样本。

2. 测量样本的质量特性值,计算其统计量数值,包括中心线(CL)、上控制界限(UCL)、下控制界限(LCL)。

3. 在控制图上描点,用直线连接各点。

4. 对控制图进行判断、分析,查找原因。

(三)控制图的判断

1. 正常的控制图

在正常的控制图中,大多数点集中在中心线附近,且随机散布,同时在管制界限附近的点很少。若 2/3 的点落在 C 区间内,1/3 的点落在 A 和 B 区间内(见图 4-30),则提示过程处于受控状态。

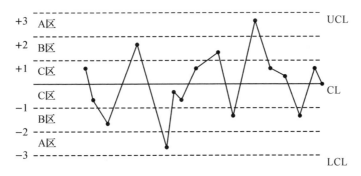

图 4-30　正常的控制图

2. 不正常的控制图

对不正常控制图的判断是根据统计学的原理,当发现各样本的分布不呈随机性,或有点落在管制界限外时,即判定过程具有异常变异,应寻找出原因的所在,并剔除。以下是几种常见的不正常的控制图。

(1) 有点溢出管制界限之外,则需追查其原因(见图 4-31)。

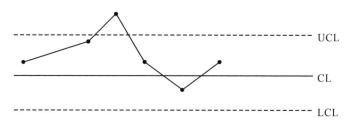

图 4-31　不正常的控制图(一)

(2) 点在中心线任何一方连续出现(见图 4-32)。

连续 5 点,注意其以后的动态。

连续 6 点,开始调查其原因。

连续 7 点,必有非随机原因,应采取措施使其恢复控制状态。

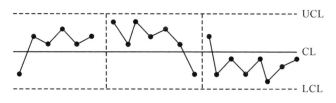

图 4-32　不正常的控制图(二)

(3)当点在任何一方出现较多时,必有原因,应立即调查(见图 4-33)。

在连续 11 点中,有 10 点以上。

在连续 14 点中,有 12 点以上。

在连续 17 点中,有 14 点以上。

在连续 20 点中,有 16 点以上。

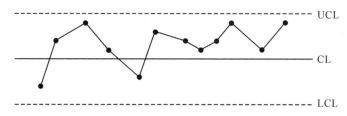

图 4-33　不正常的控制图(三)

(4)当控制图中各点连续朝同一方向变动时(连续上升或下降),应引起注意(见图 4-34)。

连续 5 点继续上升或下降,应注意其以后的动态。

连续 6 点继续上升或下降,应该开始调查原因。

连续 7 点继续上升或下降,必有非随机原因发生,应立即采取措施。

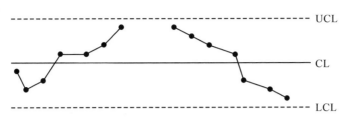

图 4-34 不正常的控制图(四)

(5)当控制图中各点在下列情况发生时,必有非随机原因,应加以调查。

连续 3 点之中有 2 点落在 A 区或 A 区之外者(见图 4-35)。

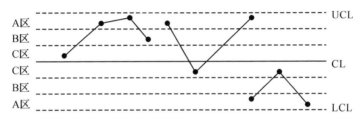

图 4-35 不正常的控制图(五)

连续 5 点之中有 4 点落在 B 区或 B 区之外者(见图 4-36)。

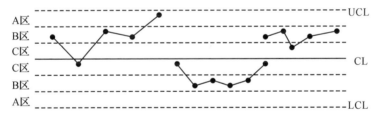

图 4-36 不正常的控制图(六)

思考题:

1．特性要因图、系统图和关联图有何异同?

2．除开展品管圈外,品管圈工具还能用于实际工作的哪些方面?

第五章　品管圈活动成果交流及评价

　　品管圈活动成果需通过定期召开成果发布大会,并以圈为单位进行发表。对于每个品管圈而言,推动组织层面为发表成果提供公共场所及交流平台,也是一种无形的勉励。按品管圈各步骤关键指标及团队合作表现,以评价法评出名次,对成绩优良的品管圈给予适当的褒赏及奖励,更能激励员工士气,提高员工参与度,有助于质量改善的持续进行。

　　本章关键词:成果报告书;评价;品管圈竞赛

第一节　成果报告书制作

一、成果报告书的编写要点

1. 文字精练,逻辑性强,条理清晰,程序明确。

(1)整个活动应按 PDCA 进行。

(2)每个步骤脉络清晰,前后连贯,逻辑性强。

2. 尽量使用图表、数据,以达到醒目、直观的效果。

3. 特殊技术或专有名词须浅显易懂。

4. 抓住重点,详略得当。

二、成果报告书的制作

1. 报告书组成

(1)上期活动追踪:介绍上期活动主题、选题理由、完成情况及效果维持状况等。

(2)介绍本期圈活动:包括圈名、圈徽意义,本期圈员组成情况及圈活动特点等。

(3)主题选定:说明主题选定过程。应以规范格式叙述主题,正确理解与主题相关的名词定义,明确衡量指标并列出计算公式,阐述选题理由。

(4)活动计划拟订:运用甘特图制订活动计划,确定每阶段负责人。若实际运作时间与计划时间不相符,则需做出说明。

(5)现状把握:正确绘制与主题相关的工作流程图,并找出与主题相关的质控要素。依据5W2H原则绘制查检表,统计后得出改善前数据,绘制柏拉图并列出改善重点。

(6)目标设定:详细列出目标设定理由、过程及结果。

(7)解析:运用合适的方法和工具,针对改善重点进行原因分析、选出要因及验证真因。

(8)对策拟定:针对真因或不可查检要因进行对策拟定,并说明对策拟定的过程及方法。

(9)对策实施及检讨:依据5W2H原则,每条对策遵循PDCA循环,逐条实施。

(10)效果确认:运用合适的工具进行改善前后数据对比,计算目标达成率。运用雷达图说明无形成果。

(11)标准化:依据医院、科室相关流程将有效对策制度化,并形成标准化的作业书。

(12)检讨与改进:总结圈员心得体会,审视本期活动全过程,列出优点及缺陷,对残留问题制订持续质量改进计划,对效果进行持续监测。

(13)附加效应:将改善该主题并维持效果所带来的附加效益罗列出来,包括社会效益和经济效益,如满意度、科室影响力、节约成本等。

(14)下期活动主题选定:简要概述主题选定过程,并用规范格式叙述主题,正确理解主题相关的名词定义,明确衡量指标并列出计算公式,阐述选题理由。

(15)罗列相关文献检索信息。

(16)附件。

2. 报告书制作注意事项

(1)成果报告书的封面应包含单位名称、活动主题、圈名、活动时间等内容。

(2)成果报告书的相关附件包括会议记录、查检数据、提案建议书等,及证明活动过程的相关资料,包括文本、照片等。

(3)成果报告书书写规格统一。如中文用14号楷体,英文及数字用"Times New Roman"字体;数字标识顺序,依序用"一""(一)""1""(1)"等。

(4)正文除文字外,可有图表。图表字体大小不限,以阅读清晰为原则。

(5)在正文及附件应标注页码。

(6)文献检索信息按标准格式罗列。

第二节　成果发布

一、成果发布的意义

1. 活泼化、多样化的发布形式可推动品管圈活动。
2. 实际了解品管圈活动的具体进程。
3. 激发圈员活动意愿,加强活动意识,推动品管圈活动高潮。
4. 交流互动,自我启发,提高活动水准。
5. 平行推广,标杆学习。

成果发布对发表者和观摩者的益处见表5-1。

表 5-1　成果发布的益处

发表者	观摩者
1. 提高表达能力 2. 本期活动经验检讨 3. 成就被认定 4. 获得信心	1. 开阔视野,了解新进展 2. 学习解决问题的方法 3. 理解品管圈运作 4. 肯定品管圈效能

二、成果发布的形式

由推动组织或质量管理相关部门组织牵头,每年组织品管圈活动成果发表会至少一次。所发表的成果及材料必须以活动记录(如会议记录、活动内容等)为基础,进行必要的整理;要正确、灵活地应用数据统计方法。从发表人数看,可分为单人式、多人式及旁白式;从发表方式看,可分为成果演讲、对口式、分合式、现场表演式及访谈式等。

1. 成果发布会

(1)科内成果发布会:在品管圈活动过程中定期进行,用于检阅活动过程,并及时反馈纠正。

(2)院内成果发布会:可与科内成果发布会形式相同,也可在活动完成后以竞赛形式进行成果汇报,评价活动过程,分享活动成果。

(3)相关会议发布:可通过第三方独立机构或各种协会、学会团体建立的交流平台,发布或分享品管圈活动成果。

2. 竞赛

竞赛可由各级卫生行政主管部门或医疗机构策划并举办,如省市质控中心、医院质管部门等,也可通过第三方独立机构组织竞赛活动。

3.其他

其他还可以论文、刊物、书籍或电子文书等形式进行发布。

各种形式的发布会应定期进行,主办者需拟订详细计划。另外值得注意的是,凡是要发表的成果,必须经过一段时期的考证,要实事求是。各圈发布的时间不宜过长,一般不超过 20 分钟。成果发表者必须是熟悉本课题活动的小组成员。成果发表者在发布成果前应适应及熟悉现场各种设备,在发布成果时应注意仪态、肢体动作等演讲技巧,可适当地进行互动。在发布现场,建议由专家进行公正、客观的点评,提出建议,鼓励士气。

第三节　成果评价

一、成果评价的意义

1. 通过评价,了解本期品管圈活动进程、优缺点及成果等。
2. 采纳专家合理化的意见和建议,检讨、更正活动过程中存在的不足。
3. 通过评价,及时发现并解决活动过程中的障碍,提高活动质量。
4. 通过评价,肯定圈员的努力,鼓励士气。
5. 促进成果的应用、转化与推广。
6. 提高品管圈在本领域、本地区的影响力,打造品牌效应。

二、成果评价的过程

1. 成果评价形式

(1)阶段性评价:在品管圈活动过程中,对已完成的阶段进行评价,及时发现活动过程中的障碍、缺陷,并进行反馈修正,以确保后续活动的有效开展。可在圈内进行自我评价或由相关专家进行评价。

(2)总结性评价:对圈长和圈员的问题解决能力、自信心、责任心、团队凝聚力等无形成果进行评价,可由圈员自我评价或者由上级领导及专家进行评价。

2.成果评价方式

(1)书面材料评价。

(2)实地评价。

(3)圈员访谈。

(4)现场发布。

3. 成果评价要素

（1）团队运作的能力：包括圈会运作情况、活动计划性、圈员工作分配合理性及自主性、个人及团队沟通能力的提升、提高士气的举措、圈特色的发挥等。

（2）解决问题的能力：包括主题选定的动机与理由、问题解决步骤、品管手法的应用、现状的把握、数据收集与整理、分析方法的合理性、PDCA 在对策拟定与实施中的应用、确认效果及反馈、标准的制定过程等。

（3）发布的能力：包括演讲技巧、文字编辑能力、语言表达能力与现场感染力等。

第四节　成果交流活动

一、成果交流的意义

成果交流是指品管圈的成员向上级或同行分享活动内容，期待获得评价与建议的活动。参与者用图表和文字语言等形式，通过交流，得到价值的认可并可获取新的信息；集思广益，取长补短，受到启发或教育，形成正确的理念。这样可以增加同行间的沟通，促进成果分享及文化交流。

成果交流的意义如下。

（1）交流经验，相互启发，共同提高。

（2）满足小组成员自我实现的需要。

（3）吸引更多员工参加品管圈活动。

（4）提高品管圈成员科学总结成果的能力。

（5）获得支持与认同。

（6）巩固对品管圈活动的认识。

（7）扩大影响，树立品牌。

二、成果交流的形式

1. 科际交流

科室间的交流能提高全体成员对品管圈的认识，分享经验，推广经验，总结教训，并借此加强科室间的交流，增强沟通与合作。

2. 院际交流

医院间成果的展示，主要为了分享各自品管圈的主题内容、组织架构、相关培训及成果等，相互借鉴，以此推动品管圈的发展。

3.会议交流

通过各级卫生行政主管部门、学会、协会、医疗机构等组织举办的各种会议,如品管圈推动会、品管圈成果发布会、学术交流会、培训会、沙龙论坛及继续教育培训班等,搭建统一规范的经验交流和风采展示的平台,推行同质化的活动过程,实现品管圈向纵深发展。

4.竞赛交流

竞赛交流是指以竞赛为契机,以交流为平台,使参赛团队得以相互借鉴和共同分享。其中,竞赛主办方及评委的专业水准对品管圈的有效运作有深远的影响。竞赛评审模式和评委构成与成果的交流及圈成员的获益有很大的相关性。

(1)竞赛一般流程:如下。

1)由主办方发放文件,明确竞赛规则,确定竞赛时间。

2)按规定时间报名参赛,提交书面成果报告书。

3)由主办方组织专家进行第一轮书面审查,确定实地审查的名单。

4)按实地审查名单,专家评审团进行实地评价,并给出评审意见。评审的内容包括团队成果汇报、评审专家访谈、主题相关资料查阅及现场辅导等。

5)通过实地评价,符合条件的医疗机构参与现场比赛。参赛团队可组织人员进行观摩、交流。

(2)竞赛常见不合理现象:竞赛可以提高圈员的积极性,也可以提高医疗机构对品管圈的关注度,但在评选过程中也存在一些不合理现象。

1)没有考证所提供材料的真实性。

2)竞赛过程只注重于 PPT 制作的精美程度,而忽略 QC-Story 的内容。

3)忽视内容实质,过于注重表现形式。

4)缺乏评价改善方案的实际意义。

5)没有选择合适的评委,没有充分考虑其专业性及构成比。

6)评分标准缺乏专业性与规范性。

(3)竞赛评价标准的制定:各种竞赛及交流的模式都应遵循品管圈的精髓,落实竞赛交流的目的,确保质量持续改进。其中,现场审查是必要的手段。竞赛评价标准的设定要素如下。

1)逻辑结构的正确性和完整性。

2)问题结构剖析与对策措施的深度探讨。

3)管理工具的综合运用能力。

4)数据的真实性。

5)改善对策的落实情况。

6)团队的运作情况。

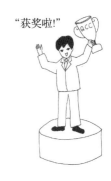

"获奖啦!"

7）患者、单位、员工实际获得的利益。

8）具备激励保障体系。

5.其他交流形式

其他交流形式，如：建设品管圈网站、微信、微博、手机APP及开设专刊专栏等；对开展的活动进行总结表彰，设立优秀奖、组织奖等奖项，颁发荣誉证书及给予奖励；把各单位的活动案例编辑成册，通过电子平台及网站，在业内进行分享；将具有质量创新的品管圈活动成果向专利部门申请专利并加以传播等，也不失为一种行之有效的交流方式。

第五节　案例说明

一、两岸交流竞赛模式

我国台湾地区自20世纪90年代起，已尝试将品管圈等质量管理理论及方法运用于医疗行业，以促进医疗质量持续改进。我国台湾医院评鉴暨医疗品质策进会（简称台湾医策会）自2000年开始推医疗质量竞赛活动，已积累了丰富的经验及完善的运作体系。通过与台湾地区的交流，可缩短我们独自摸索的时间，促进更多的医疗机构持续进行质量改进与标杆学习，达到全面提升医疗质量的目的。2012年起，浙江省已与台湾医策会成功举办了五届"两岸医疗品质促进交流竞赛活动"，其评审模式值得推广。

评审方式主要分为三个阶段。

第一阶段：由浙江省医疗质量控制与评价办公室接受各医疗单位报名和提交改善专案书面报告；书面报告汇整后，交台湾医策会品管圈专家进行评分；经书面审查评定，通过评选的参赛圈进入第二阶段的医院现场审查。

第二阶段：由台湾医策会和浙江省专家共同组成评审团，到参赛机构进行实地访查评审。主要依据参赛医疗单位所提供的书面报告内容进行现场核实，确认改善落实情况，并确认对患者医疗上的实际效益是否体现；并应用追踪方法学来查看说、写、做之间的一致性和真实性；同时，也审查医院对全院品管圈的推动体系是否健全，院领导是否支持等。整个评审不仅仅看参赛圈的表现，重点也要看医院的重视情况及推广成效，看的是全局，而不是个体。

评审程序包括：团队汇报，评审员面谈，主题改善案例的相关佐证资料查阅，现场辅导等。此阶段的评审可杜绝医院造假行为，将评审重点回归于改善的本质。在现场审查结束后，依据书面成绩及现场审查进行综合评比，最后由专家组给出综合评审意见。

第三阶段:经评比入围的品管圈与台湾地区的医院共同进行口头汇报。在各品管圈汇报后需留 3 分钟供评审员进行现场质询,以进一步地验证圈员是否真正理解品管圈运作过程及活动落实情况,避免医院故意指派汇报技巧好但却未实际参与执行的人员上台汇报。

整个过程特别讲求实事求是的精神,从竞赛的公平性、公正性及文化内涵来进行推广。只有医院真正落实质量持续改进,才能在三个阶段的评审中过关斩将。

评审内容分为三个部分:①书面审核,占 30%;②医院现场评审,占 40%;③演讲竞赛,占 30%。

二、全国大赛

2013 年 10 月,在国家卫生和计划生育委员会(简称国家卫计委)的指导下,首届全国医院品管圈大赛在北京举行。来自 21 个省(市、自治区)和解放军的医疗机构的 57 支代表队,逾 500 位参赛者及观摩者参加了大赛活动,展示的内容涵盖医院运行的多个层面。大赛旨在总结与交流经验,进一步把品管圈活动推向全国所有的医疗机构,这对改进中国的医疗服务质量有不可估量的意义和价值。同年 11 月,由清华大学医院管理研究院创始人刘庭芳教授发起,成立了中国医院品管圈联盟,构建了全国性的品管圈学习、交流及推广平台。

至今,全国医院品管圈大赛已成功举办六届,规模空前,参赛者和观摩者达 3000 余人。通过全国各省市预选赛,最后参加总决赛的队伍达 300 余支。无论是推动模式、活动范畴,还是内涵品质等方面,各地品管圈活动都走出了有自我特色的发展道路。医疗、医技、护理及后勤等多维度的并行态势已初步形成,多部门、多学科的合作局面得以不断尝试,品管圈活动已获得累累硕果。

品管圈的魅力令不少医院管理者折服。它把以往医院管理中的经验管理和粗放管理转化成科学管理和精细化管理,并实现了从定性管理到定量管理的转变,成为推动医疗质量和安全持续改进的创新工具。品管圈的魅力更令大家惊叹"小圈"也能"星火燎原"。10 年间,医疗行业从对品管圈的懵懂认知,到如今已发展有 3 万余个品管圈,全国有 30 余万名医务人员投入开展品管圈活动的全国医疗质量改进热潮中。

思考题:

1. 品管圈成果报告书可采用哪些形式?

2. 品管圈成果发布具有什么意义及益处?

3. 品管圈成果评价着眼于哪些方面?

第六章　医院品管圈推行难点及成功要素

品管圈活动是改善质量的利器,已在我国医疗机构中蓬勃开展。但是,我们也应该清醒地认识到,在品管圈活动开展过程中并非每一个品管圈都非常顺利和成功,也有些存在不足和误区,如期望过高、流于形式、未能持续等。当然,除误区外,还有来自于人员、制度以及操作层面的一些阻力。

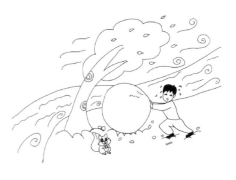

本章针对品管圈活动推行过程中的不足和阻力进行系统分析,以期提高品管圈的推行效率。

本章关键词:持续推进;推动阻力;成功要素

第一节　医院品管圈推行过程中存在的不足

品管圈是一项持续质量改进的活动,是一个品质螺旋上升的过程,也是提升参与者管理思维的手段。品管圈注重形式,但不流于形式,更强调过程的实践性和活动的持续性。如果将品管圈活动比作跑步,那么它不是百米冲刺,而是马拉松。但在医院品管圈推行过程中,也常见不足之处。

1. 期望过高,选题不当

初涉品管圈的人员往往会误认为开展一次或者几次品管圈活动就能给日常管理或工作流程带来本质改变。然而,品管圈对主题的改善并非一蹴而就,单次的品管圈活动一般仅能解决部分问题。如果期望值过高,反而会对品管圈产生失望情绪。因此,在开展品管圈活动时,要对品管圈有恰当的认识,并设定清晰而具体的目标或任务。

2. 流于形式

品管圈活动的成果汇报提倡表现形式的多样化,有时会被误认为该活动强调的是表演过程,而忽视了本身质量改进的过程。因此,品管圈必须注重 PDCA 的实践过程,而不仅仅是程序和报告。

3. 不能持续

在品管圈活动的一个改善主题完成后,品管小组不再寻求新问题,没有趁热打铁持续开展新项目。事实上,品管圈注重的是项目开展的持续性,需要不断发掘新的问题,提出新的改善主题,让这种思维不断得以实践,持续地进行 PDCA,螺旋式上升,质量才能得到不断提升。

4. 人才培养意识缺少,忽视团队作用

有些圈长不愿意或不擅长教育其他圈员进行品管圈操作,也有些圈长没有承担起辅导下一轮圈长的责任,使得这些品管圈活动的实践经验不能被有效传承。同时,在品管圈活动过程中,圈长一手包揽,与圈员缺乏有效沟通,没有激发全体圈员的积极性;或者有些圈员认为品管圈只是圈长一个人的事情,不配合完成所分配的任务,使得品管圈成为少数人的事,而忽视了品管圈活动的本质与内涵。

5. 过于注重工具的使用,而忽略品管圈价值的提升

有时,品管圈活动会过于注重 PDCA 工具的应用,却忽略了团队中人文氛围的持续打造和员工生涯发展规划的建设。通过品管圈项目,可以培育人才和建立人才库,并定期进行项目开展和进展汇报制度,让圈员共同参与,为提升圈长和圈员的积极性及保持激情建立机制。品管圈活动不仅应关注 PDCA 的过程,更应通过这个平台对未来的管理者和领导者进行管理知识和技能的学习及训练。因此,品管圈在活动的过程中需要引入更多有关管理技能的课程,真正起到提升质量、促进成才的平台作用。

6. 缺少创新思维,简单复制已有的经验和成果

在开展品管圈活动的过程中,有时缺乏创新思维,在主题选定、对策拟定与实施等方面机械复制前人的成果,会导致品管圈不能收获应有的效益。头脑风暴法是品管圈活动创新的利器,能够让大家集思广益,主动查找问题,并且还能够让圈员收获大量意想不到的"金点子"。在进行品管圈活动时,一定要充分地利用头脑风暴法,最大限度地开拓每一个人的脑力,充分发挥团队成员的智慧。

7. 非自动自发

现实中,很多品管圈是在医院行政指令或部门负责人提议下被动实施的,因而圈员在参加品管圈时缺乏内生动力和参与热情。

8. 缺失过程管理

许多品管圈活动只关注活动主题的选定和最终成果的发布,对活动的全过程缺乏有效的管理和监控,使得品管圈活动像荒原上的野草自生自灭。有效的过程管理可以及时识别并纠正项目推进过程中的偏差,能够及时发现并解决项目推进过程中所遇到的问题。值得注意的是,对品管圈活动过程管理的缺失往往是由项目推动者对过程管理重要性的认识不足导致的。

此外,在品管圈开展过程中还存在其他不足,如缺乏跟踪评价、缺乏品管工具的拓展应用等。

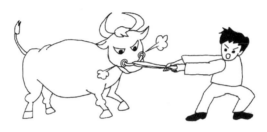

第二节　医院品管圈活动推行过程中的阻力

医院品管圈活动的推行需要良好的外部环境和内部机制。各种因素如不能有效整合,往往会导致品管圈项目缺乏生机,甚至半途而废。品管圈活动推行过程常见的阻力可以从人员层面、制度层面和操作层面等入手分析。

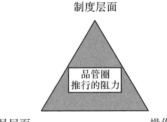

一、人员层面

(一)行政主管领导对品管圈项目认知不足导致品管圈活动推行受阻

1. 行政主管领导对品管圈项目发展的重要性

行政主管领导是医院的决策者,其对品管圈的重视程度关乎项目开展的深度与成效。一要看行政主管领导推行品管圈活动的意志;二要看人力资源配置力度;三要看配套政策到位情况;四要看对推动人员积极性的保护。

在新医改形势下,全员推行品管圈项目,倡导员工自主改进工作流程并改变工作模式已是大势所趋。推行品管圈项目首先要做的是医院文化建设。在这个过程中,需要将"质量是医院发展的灵魂"的理念内化到医院宗旨与发展目标中,以利于医院员工形成自我改进和自我提升的工作习惯,从而创造医院广泛推行品管圈的文化氛围。

2.行政主管领导应该获知的品管圈概念

(1)品管圈与 PDCA 属于医院质量管理的有效工具。在掌握 PDCA 循环理论的基础上,通过应用品管圈这一载体工具,让理论与实践相结合,有助于将以往医院管理中的经验管理和粗放管理转化成科学管理和精细化管理,实现从定性管理到定量管理的转变,从而推动医疗质量持续改进,确保患者安全。

(2)品管圈与 PDCA 已在国内多地医疗机构中得到积极尝试和推广。近年来,品管圈活动在全国各地蓬勃发展,全国医疗机构品管圈大赛连续举办,促进了 PDCA 理念的有效推广。品管圈与 PDCA 已被纳入医疗卫生机构质量标准体系,成为医院等级评审以及国际联合委员会(Joint Commission International,JCI)评审的内容之一。

3.行政主管领导认知不足的可能原因

(1)品管圈在局部区域没有系统地规模化开展。品管圈活动没有形成规模效应,而个别散在的品管圈活动很难影响和改变领导的认知。

(2)对品管圈活动缺少积极的宣传,管理层缺少认知素材的来源,其应有的价值未能引起足够的重视。

(3)管理层专注于提升专业技能,提高业务量,关注医院业务量和经济效益指标,而对质量指标关注不够。

(4)医院管理层现行考核与评价机制尚不完善。

(二)分管领导不重视而导致资源不足

品管圈活动倡导头脑风暴,主张经常性的交流沟通和相互学习。这不仅需要有良好的品质改善氛围,还需要有对活动开展所需资源的统筹支持。作为品管圈项目推广的执行者,医院分管领导对品管圈项目的重视程度直接关系到品管圈能否获得充分的外部资源,并保障项目的有效开展。

1.品管圈项目需要分管领导争取的资源

(1)系统规范的品管圈培训的开展:实践证明,培训不到位或培训效果不佳往往是品管圈项目的阻力之一。从品管圈概念的提出到品管圈架构的设立,从工具应用到具体实践,在不同的实施阶段均需要开展相应的培训。目前,这些培训可由国内许多医疗机构的资深品管圈专家组成的品管圈培训团队提供。另外,根据对象不同,品管圈培训还可包括圈员培训、圈长培训等;根据实际应用的需求,还可组织演讲技巧的培训、PPT 制作、品管工具使用专项技巧培训等。

(2)启动会、成果发布会等有序落实:对于一期完整的品管圈项目推动,开头和结尾都非常重要。启动会吹响了统一前行的号角,可邀请相关的主管部门领导参与见证。启动会内容可以是以往品管圈活动的成功经验分享,当然最重要的还是所有新一期品管圈圈员们的相互交流、相互鼓励和共同期待,这样可以极大地鼓舞团队士气。成果发布会作为品管圈活动的有形目标之一,是将本期品管圈活动进行总结和分享。在品管圈活动中实施分阶段的汇报

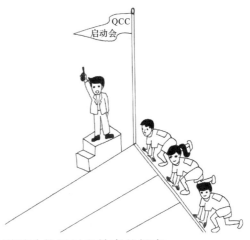

与交流,如中期汇报会,将有助于品管圈活动的开展和效率的提高。

(3)组织各类竞赛活动:竞赛的目的是交流经验,表彰先进,提升积极性,同时展现团队形象和医院质量改善的良好氛围。品管圈活动的分管领导可以在医疗机构内部开展品管圈竞赛,还可以选拔先进项目参加区域品管圈竞赛以及全国医疗机构品管圈大赛等。近年来,医院品管圈项目的推动者们还积极推进与我国台湾地区品管圈的联动,连续多年举办了"海峡两岸"品管圈交流与竞赛活动,也多次组织团队赴台湾参加台湾医策会的有关比赛,起到了良好的推动效果。

(4)将品管圈活动推动深化,纳入医院管理规章制度:在品管圈项目的推行过程中,品管圈的分管领导应该有意识地将品管圈理念纳入医院管理的有关制度中。有些医院得益于品管圈活动的开展,发展了一批年轻的后备干部。因此,医院可以将是否参加过品管圈活动,是否担任过品管圈圈长,作为人事晋升或干部培养的内容之一。

(5)相关部门之间的有效协调:随着品管圈活动的不断深入,目前品管圈活动已实现从单一部门的开展发展到跨专业、跨部门、跨学科的组织形式,这都需要分管领导综合协调多部门资源,在必要的时候给予品管圈有效的支持。

2.分管领导执行不力导致品管圈活动推动受阻的可能原因

(1)将品管圈活动作为政绩工程,追求短期效果。

(2)将品管圈作为形象工程,只求外部热闹,不重实质。

(3)品管圈活动虎头蛇尾,分管领导看不到品管圈活动的实际意义和真实作用,积极性下降。

(4)没有及时将品管圈活动中取得的有效对策措施标准化,并在院内并行推广,使得品管圈的效益不能有效显现。

(5)各品管圈之间或部门之间没有起到良好的统筹协调作用。

(三)圈成员因素导致活动受阻

1.辅导员

辅导员通常由具有丰富的品管圈活动经验者担任,其作用是催化并促进品管圈的实际开展。辅导员应当是一个行为模范,是一位价值观创造者。但如果辅导员职责不明、跟进不力,那么品管圈活动的开展就会有一定的困难。

2.圈长

圈长是品管圈活动的灵魂人物,应当具备基本的统筹管理能力,并且能够充分发挥其应有的作用,带动圈员共同推进品管圈。但是,一些圈长可能在当前品管圈活动中存在以下问题。

(1)圈长一手包揽,没有实现全员参与,圈长变成品管圈活动过程中的唯一实践者。

(2)圈长能力不足,与圈员缺乏有效沟通,使得圈员参与度不高。

(3)圈长领导力不足,导致圈员执行力差,不配合完成承担的任务。

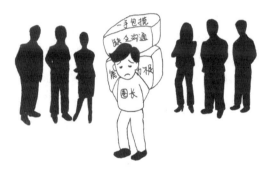

3.圈员

圈员是品管圈活动的主体。只有圈员积极参与,品管圈才能收获真正的成果。然而,就目前品管圈的开展情况来看,部分品管圈在开展过程中缺乏圈员的参与,往往变成圈长的"独角戏"。

(1)缺少持续的兴趣:现实中,有些圈员碍于领导的面子而参与品管圈活动,但并非真正自愿参加,缺乏一种全身心参与的渴望,因而缺乏参与的积极性。

(2)缺乏时间与精力:有些圈员处于家庭成长与事业的上升期,要兼顾工作与家庭,缺少空闲的时间与精力,在圈活动开展过程中,时间没有保证。因此,品管圈活动也要因人、因地制宜。

(3)素质与圈能力不够:有些圈员对项目的意义及开展流程不熟悉,工具方法应用不当,缺乏执行力度。这些现象大多数是由培训不足、培训效果不佳造成的。在此情况下,有必要对参加品管圈活动的圈员进行解决问题和团队协作等技能的培训,让圈员熟悉项目的根本意义,进而提高圈员的积极性和主动性。

(4)人员岗位变动：圈员存在岗位变动的情况，在此情况下要根据具体情况对圈员进行适度的调整。

(5)圈员组成过于复杂：圈员应该是由同一或相近工作现场的人员组成。如人员组成过于复杂，不仅不利于知识互补，而且还会造成圈会召开难度大，部门间不易协调的局面。

二、制度层面

(一)相关的管理和推动制度缺失

1. 品管圈活动应有系统的管理和推动制度

(1)系统的管理和规范的制度是品管圈有序开展的保障。品管圈本身是基层员工自动自发的组织，如果缺乏系统的管理、项目实施方案以及一些规范制度的引导，那么在品管圈实际开展时就可能发生目标不明确、标准不规范、方法不科学、组织涣散、行动约束缺乏等情况，导致品管圈活动无法达到预期目标。

(2)品管圈推动组织或分管领导的职责就是统筹管理一定区域内的品管圈项目，同时制定一些行之有效的推动方案和推动制度。

2. 品管圈推动方案和推动制度的主要内容

品管圈推动方案和推动制度，也被称为品管圈活动推动管理办法等。其主要内容包括：明确品管圈活动的目的和宗旨，明确品管圈组织的职责(推动小组、辅导员、圈长、圈员等)，确立品管圈组建的标准和要求，统一品管圈活动的步骤，制定统一的成果报告书撰写标准、竞赛评分细则等。

3. 缺乏科学的管理和推动制度

没有建立推动组织或推动组织未有效发挥作用，也有可能是因为已有的推动方案过于简单，缺乏系统性、科学性，所以在推动过程中无法有效执行。

(二)激励制度的缺失

1. 激励的作用

(1)所谓激励，就是组织通过设计适当的外部奖酬和工作环境，以一定的行为规范和惩罚性措施，借助信息沟通，来激发、引导、保持和归化组织成员的行为，以有效地实现组织及其成员个人目标的系统活动。激励一个人可以激发他的潜能，促使他完成自己平时看似不能完成的事情。

(2)品管圈活动虽然是自动自发、自下而上的质量改善过程，但在实际开展过程中，如果有激励措施，则可以正向推动，提升圈员的积极性，形成良性的竞争态势；反之，如果在项目开展过程中缺少激励措施，那么圈员的积极性会在无形中受到影响，使品管圈活动停滞不前。因此，在品管圈推动过程中，应重视根据需求层次理论来激发人的积极性、主动性和创造性。

2.品管圈开展中的激励措施

(1)参加各种培训。

(2)外出学术交流、讲课。

(3)岗位能手评比。

(4)内部各种评优评先、晋升晋级。

(5)推荐参加各种竞赛,展现个人风采(如参加演讲比赛、PPT制作大赛、品管圈大赛、全国以及海外交流比赛等)。

(6)支持论文发表及参与科研项目。

(7)职业发展,后备人才培养。

3.品管圈活动中激励措施缺失的原因

(1)分管领导欠重视,没有对品管圈开展给予必要的物质和精神支持。

(2)未找到有效的激励手段。在物质激励不能达成的情况下,没有寻求其他形式的激励,导致圈员士气受挫。因此,品管圈推动者一定要结合本医院的条件灵活运用或创造个性化的激励手段。

(3)品管圈激励欠公开、公平、公正,导致激励反作用。

(4)激励缺乏时效性,没有做到合适的地点、合适的时间、合适的人,导致效果欠佳。

(三)人力资源配套制度的缺失

1.合理的人力资源制度

(1)人才培养的原则:德才兼备,任人唯贤;注重能力,量才适用;充分发挥个人潜能,实现集体价值,体现个人价值。努力塑造跨行业、多学科、综合型的人才队伍。

(2)干部选拔方式:干部选拔行之有效的途径之一是从基层发现人才,以实践锻炼人才。品管圈项目是基层开展的品质改善活动,是干部培养和选拔的有效途径之一。

2.品管圈活动对人才的培养

(1)品管圈活动可以培养员工的沟通能力、表达能力、协调能力及质量意识等,可以提升圈员的综合素质。另外,品管圈活动还可以极大地开发圈员的潜能,为圈员提供一个展现自我的平台。通过品管圈的开展,许多身怀一技之长的基层员工可以崭露头角,从而实现自身的价值。如果在品管圈开展过程中不

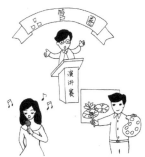

注重对员工的培养,则容易挫伤圈员的积极性、主动性和创新性,导致品管圈活动难以持续开展。

(2)管理储备人才的培养。品管圈的开展可以充分锻炼圈长的管理能力、协调能力。医院应建立相应的人力资源配套制度,如将是否担任过品管圈圈长作为干部选拔的参考条件之一。

3.人力资源制度缺失的原因

(1)医院人力资源制度欠完善。

(2)医院管理层对品管圈定位偏低,未重视品管圈人才的发展潜力。

(3)品管圈自身缺少积极的宣传,也缺乏对标杆人物的形象塑造和推崇。

(4)医院管理层对品管圈的作用以及个人能力的培养无感性认识。

三、操作层面

(一)主题选定阶段

1.所选定的主题过难、过大。例如涉及多部门的过于复杂的问题,往往会超出一般品管圈的圈能力,给实际推行造成很大的阻力。因此,对于这类问题,可以在选题时设定阶段性的目标来完成,在不断进步中激发圈员的工作信心。对圈会所讨论的内容需要及时地反馈并形成记录,有专人跟进,同时需要进行持续的培训,以此提高品管圈解决问题的能力,提高工作效率。

2.选题不够准确,没有结合实际工作中的重点与难点。此类主题难以激发圈员持续的工作兴趣。要充分发挥头脑风暴,通过科学的评价方法来选择适宜的主题。

3.选题缺乏创新性。要结合日常工作的实际问题,利用网络信息、文献数据库、同行交流等做好充分的调研工作。如已有明确的解决该类问题的方法,则可以借鉴。

(二)现状把握与解析阶段

在现状把握与解析阶段会遇到有关品管工具使用的实际问题,比如柏拉图制作、特性要因图绘制、真因验证及相应的品管工具的选择等。对于这些实际问题,可以参考本书第四章的内容。此外,还需要圈员们多讨论、多实践,多向有经验的品管圈圈长请教和学习。

(三)对策实施与效果确认阶段

在对策实施阶段,可能遇到如下问题。

1.由于解析不到位导致对策可行性差,或缺少有效的评估手段,影响对策实施的效果。

2. 对策实施的周期长,短期内无法看到实施效果。

3. 对策负责人执行力缺乏,致使既定对策无法有效落地。

4. 对策实施需要多部门的合作以及软件硬件的配套。针对这种情况,要积极争取上级的政策或经费支持,经过品管圈各主体的群策群力,想方设法创造条件,解决问题。

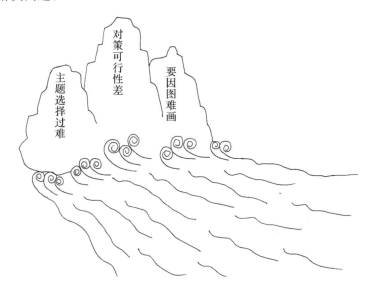

第三节　品管圈推行成功的要素

战略、组织、流程、绩效是项目管理和推行的关键要素,将这些关键要素应用于品管圈的推行中,需要清晰的目标、完善的组织体系、系统的培训指导及有效的激励机制等(见图 6-1)。

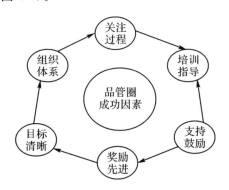

图 6-1　品管圈推行成功的要素

1. 清晰的推行目标

医院、行业或某一区域在推行品管圈之初需要明确为什么要推行品管圈。首先,必须充分认识到品管圈的作用和意义,不能带有形式主义或政绩工程的动机;其次,品管圈推行的目标需要与医院、行业等的战略发展目标相吻合,并获得团队的认同支持和成员的踊跃参与等。

2. 良好的组织体系

品管圈推行组织是为了使品管圈活动有序性、持续性地开展,从而形成系统的、有层次的组织架构。良好的组织体系更是品管圈项目的领航者、宣传者和播种机。另外,品管圈的有效推行也需要领导者的决心、单位主管的关心、辅导员的耐心、圈长的慧心及圈员的齐心!

3. 系统的培训指导

推行品管圈重在系统的培训。针对圈员的培训可以让一线员工对品管圈活动产生好感,激发兴趣,有想要去进一步做活动的想法。只有这样,才能使品管圈在组成团队后得到持续的发展,也能使圈员具有某种程度的自信。而在品管圈推行过程中,特别重要的还有针对圈长、辅导员等关键人物的培训。另外,系统的培训指导不仅包括对品管手法和工具等的培训,而且应该包括对演讲技巧、循证统计等其他综合能力的培训。我国品管圈活动经过多年的发展,目前已有一批兼具理论高度及实践经验的卓越品管圈培训专家活跃在医疗行业的品管管理领域,这为医疗机构品管圈活动的健康推广提供了专家资源的支持。

4. 持续的过程关注

品管圈活动本身是 PDCA 循环的过程,而品管圈推行也是一个动态、持续的过程,绝不是一蹴而就或者"一票子工程"。持续的过程关注不仅包括项目的启动会、中期汇报、成果汇报会,以及一系列的培训教育和实地辅导,还包括相互交流、经验分享和竞赛选优等措施,这些都是品管圈有效推行的保障。

5. 政策支持鼓励

品管圈推行组织的职责之一就是引导相关领导者认识和重视品管圈,坚定开展品管圈的决心,从而争取对品管圈活动的政策支持。

品管圈的推行强调领导需要率先接受品管圈的训练,主动了解品管圈的内涵;领导需要关心本单位内品管圈的进展,尊重基层员工的意见,改变命令式、专制式的管理观念及领导方式等。

6. 有效的激励机制

在品管圈的推行过程中,良好的激励机制有许多,包括物质的和非物质的多种机制。例如许多地方在一期品管圈活动结束时会举办成果汇报会和相关竞赛,既为品管圈圈员们提供一次展示自我、实现自我价值和获得认可的机会,又可以通过竞赛等形式,奖励先进,起到良好的示范作用。

思考题:

1.您在品管圈推行过程中遇到了什么阻力?

2.您是如何解决品管圈推行过程中的阻力的?

3.品管圈推行成功的要素有哪些?

第七章　案　例

案例一　××医院品质建设推进历程

品管圈作为全员参与的优秀品质管理方法之一,对增强员工质量意识、激励员工自主创新、全方位提升员工综合素质具有积极的作用,是保障医疗品质的有效手段。自2012年以来,××医院确立品质发展战略,通过顶层设计、科学部署、构建体系有序推进,围绕"质量标准化、管理流程化、行为规范化、改进持续化"的"四化建设",通过构建"卓越领导、两员满意、持续改进、全员参与"的"四大支柱"和"建标准、梳流程、理规范、强培训、抓过程、督改进"的"六步路径",努力建设"服务有温度、工作有法度、改进有力度、发展有高度"的研究型医院品质模式与路径,在品质管理体系建设、品质管理组织构建、品质改进对策与路径、品管工具选择与应用等方面进行了深入的研究和实践,形成了以品管圈活动为主导的医院品质管理"新桥模式",促进医院"技术持续创新""服务持续提升"。

一、科学调研、标杆学习,确立医院品质发展战略

(一)用好成果,顺势而为,大思路促进大发展

2012年,××医院以优异的成绩顺利通过"军队医院等级评审"后,医院党委就着力谋划用好专家评审成果,强力引领医院转型发展的新举措,明确提出了以"品质建设"为主线,强抓医院质量内涵持续发展的"品质建设工程",强推管理理念更新,强抓制度流程优化,强盯服务品质改善。为高标准推动医院内涵建设,持续无偏差审视医院品质,2013年,××医院邀请了美国JCI评审专家及复旦大学附属华山医院、浙江大学医学院附属第一医院、浙江大学医学院附

属邵逸夫医院等的专家来院进行讲座培训和现场检查;选送骨干到复旦大学附属华山医院、上海交通大学医学院附属瑞金医院、浙江大学医学院附属第一医院、海军军医大学长海医院、中国人民解放军总医院等军内外标杆医院调研学习;开展了为期3个月的军队医院等级评审"回头看"内审自查活动,使全院员工对品质建设的国内外现状及发展趋势、自身存在的不足与差距有了初步认识和了解。在此基础上,院党委清醒地认识到,当前医院发展所面临的新医改形势和挑战、国内标杆医院的示范和引领,以及医院发展的阶段性特征和态势,均迫切需要加强医院核心管理团队的建设,需要培养既懂科室发展又精于医院管理的领导者和工作团队,培养既精于专业技术又擅长科室管理的学科带头人和科室班子,来推动全院品质理念的进一步形成、品管文化的进一步塑造、品管氛围的进一步加深、品管举措的进一步创新,以此强力强势推进内驱型的品质建设。

(二)文献循证、调研学习,大战略牵引大目标

经过大量文献调研和对标杆医院的学习,医院进行了自身 SWOT 分析、竞争战略分析和蓝海战略分析,进一步确立了追求卓越品质的发展方向,在"姓军为兵,保障打赢,服务百姓"的宗旨使命,"部队满意、世界一流的军医大学特色名院"的理念愿景,"以患者为中心,追求卓越品质,打造特色品牌"的价值观引领下,提出了"123456"战略模式,即一个中心(以患者体验和就医价值为中心)、两员满意(患者满意、员工满意)、三全模式(全员参与、全过程闭环、全方位管控)、四项举措(精益管理、精准医疗、精确保障、精诚服务)、五大目标(最佳质量、最低消耗、最高效率、最简流程、最优体验)、六大卓越医疗计划(便捷医疗、绿色医疗、效率医疗、品牌医疗、创新医疗、智慧医疗),使医院从简单的规模扩增向强化内涵标准规范转变,从常规的质量评价向促进就医品质提升转变,不断提高患者就医获得感,实现从"质量"到"价值"的战略转变。

医院提出了5年品质建设初期规划,命名为"1-3-5品质建设工程",期望通过"品质提升、品质强化、品质拓展、创新发展、改革发展"年度主题融入,实现1年树理念、培团队,3年建体系、出成果,5年成习惯、塑文化的阶段性目标(见图7-1)。

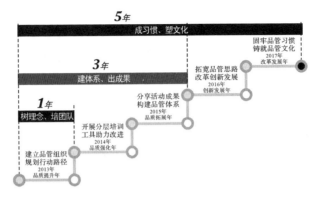

图 7-1　医院品质建设初期规划"1－3－5 品质建设工程"

二、顶层设计、全局把控,构建医院品管组织

(一)精心构想、精密论证,新架构彰显新思路

1. 增设品质管理组织

××医院在文献调研和标杆学习中发现,我国医疗管理较发达地区的医院均有成立医院质量统筹管理部门,如我国香港与台湾地区医院的品质管理部,部分通过 JCI 认证医院的 JCI 办公室,上海、杭州等省市部分医院的质量管理办公室(简称质管办)等。结合医院实际,着眼创新性地建立后等级评审期医院建设和医疗服务体系及常态化督查机制,经会议论证、办公会报告、常委会研究,医院率先建立了"医院品质管理委员会－机关品管联络小组－科室品管小组"纵向到底的三级品质管理组织架构(见图 7-2),成立了品质管理办公室和品质管理专家组,并确立了高站位谋划、全要素统筹、创新性管理、常态化督导的工作思路。

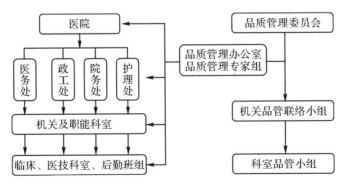

图 7-2　医院品质管理组织架构

2．明晰人员组成和工作职责

（1）品质管理委员会（简称品管委员会）：由院长、政委任主任委员，副院长、内外科教研室主任任副主任委员，机关各处室主任、副主任及部分科室主任任委员。品管委员会主要承担以下职责和任务。①全面领导和组织医院品质管理与建设工作。②负责医院品质管理工作的指导、监督、检查和咨询，促进全院品质提升。③审议医院品质建设工作规划及年度计划、主要监控指标、持续改进项目，并督促和检查执行落实效果。④审定全院品质管理规章制度、流程、指标及标准体系。⑤定期研究分析全院性品质指标和持续改进项目的进展与动态，并提出整改要求及改进意见。⑥负责全院品质意识提升与品质管理的教育与培训。⑦检查和指导各品质管理小组开展品质管理活动。

（2）品质管理办公室（简称品管办）：是品管委员会的常设执行机构，负责执行品管委员会决议，承担品管委员会的日常事务工作。由分管副院长兼任办公室主任，设专职副主任1人，兼职副主任4人，助理6人。品管办独立于机关部门，不改变机关现有的管理职能与任务，站在患者和员工角度，审视和发现品质问题，导入品管理念和工具，给予改进监督与指导，追踪改进效果与维实，开展学术交流与研究，多一双眼睛从不同视角发现问题、追踪改进效果，发挥"类第三方"的作用。其主要承担以下职责和任务。①在品管委员会的领导下，负责医院品质管理工作的组织、协调、统筹及推进工作。②建立健全品质管理指标和标准体系，完善品质管理组织，促进医院品质提升。③制订医院品质管理工作规划与计划，提出品质管控指标与改进项目，并监测改善成效。④完善品质管理相关规章制度，健全品质管理评估机制，组织内审检查，提出品质改进方案和建议，协调、督导各部门和科室持续品质改进。⑤组织品质管理教育和培训，帮助全院员工掌握品质改进方法，提升品质管理理念。⑥统筹全院品质管理资源，规范相关文档管理，充分利用数据信息，开展品质管理分析和研究。⑦组织品质管理学术与交流活动。

（3）品质管理专家组：由内外科教研室主任兼任组长，由三级以上专家任副组长，由医、护、技、工等部分专家任组员。品质管理专家组主要承担以下职责和任务。①在医院品管委员会领导下开展工作。②参与医院品质管理规划、计划以及品质指标与标准体系、规章制度、指南规范等的审议、论证。③督查、指导医院品质管理工作推进和落实，评估持续改进成效。④调研、分析医院品质建设与管理的缺陷和不足，提出整改方案和建议。⑤参与医院品质管理宣教、培训与学术交流等工作。

（4）机关品管联络小组：是负责医院品质管理建设的职能部门，由机关各处处长任组长，副处长任副组长，各办公室负责人任组员。机关品管联络小组主要承担以下职责和任务。①在医院品管委员会的领导下，全面负责本处室及所分管工作的品质管理。②不断完善相关品质管理工作的规章制度、指南流程、标准规范等，并督促实施执行。③根据医院品质管理工作的总体部署，科学谋划和制订相关品质管理工作规划、计划和方案，抓好推进与落实。④常态化督查、分析评估所分管的品质工作，及时协调和解决相关品管问题及困难。⑤着力品质促进，积极组织品质管理持续改进工作，定期通报反馈品管情况，提出品管意见和建议。⑥参与、组织品质管理督查内审、宣教培训和学术交流，不断增强全院全员品质意识。

（5）科室品管小组：由科室主任担任组长，由副主任和护士长担任副组长兼品管联络员，组员包括医生、护士、技术等各层面人员。科室品管小组主要承担以下职责和任务。①在医院品管委员会和相关职能部门的指导下，全面负责本科室的品质管理与建设工作。②制订科室品质管理工作计划、方案，不断完善相关工作制度规范等，并督促落实。③建立科室常态化品管督查制度，设立科室持续改进项目和主要监控指标，运用品管工具，狠抓整改成效。④及时组织科室品管活动，定期分析和评判科室品管动态和品质缺陷原因，制定改进措施，保证科室品质持续提升。⑤及时传达和通报医院品质管理信息，组织科室品质管理宣教与培训，不断增强所属人员品质意识。⑥积极参与医院品质管理与建设的检查、评估、培训等活动。

（二）精心设计、精细保障，新常态推进新方法

1. 建立品管圈推行组织

医院品管圈活动的推行由品管圈领导小组统筹，下设品管圈推行小组、品管圈教育训练小组和品管圈标准化小组，从而与医院行政管理、品管组织形成纵横交叉的"矩阵式"结构，以发挥功能互补、效益倍增的作用（见图7-3）。

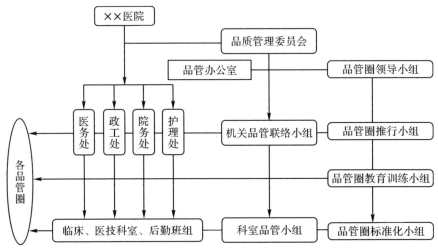

图7-3　品管圈推行组织架构图

2. 明确人员组成和工作职责

（1）品管圈领导小组：挂靠在品质管理办公室，是两块牌子一套班组。其主要任务是统筹全院品管圈活动的开展。

（2）品管圈推行小组：分为两个部分。一是机关推行小组，与机关品管联络小组人员一致；二是科室推行小组，与科室品管小组人员一致，大科室亚专业有多个护理单元的需单独组建品管圈推行团队。品管圈推行小组主要任务和职责如下。①完成品管圈领导小组安排的品管圈年度立项收集、自查、结题预审等任务。②完成医院指令性品管圈活动任务。③掌握所属单位和分管单位品管圈活动开展情况。④统计所属单位和分管单位品管圈取得的成果情况。

（3）品管圈教育训练小组：小组人员由部分医院品质管理专家、医院内训师、资深品管圈辅导员、圈长等组成，主要完成质量管理方法、品管圈基础知识、品管手法、科研方法、循证管理、文献检索等相关知识培训，以及品管圈步骤实操、方法实训等。

（4）品管圈标准化小组：由机关各处领导、各办公室负责人和科室主任、护士长组成，其主要职责为修改、审核各品管圈圈组提交的标准化材料，并按照医院文件制/修订、呈批、流程的规定程序报请审定。

（三）精心组织、精准实施，新路径释放新活力

1. 确立医院品质管理推进机制和行动路径

为保证医院品质管理活动的顺利开展，医院通过顶层设计和全局部署，建立了自上而下的品质管理组织、自下而上品质管理活动的品质管理推进机制，形成了上下联动的行动路径，通过"先查后改"（评估找准问题症结后，再确定改进方向）、"先学后行"（学习科学品管方法后，再运用品管工具改进）、"先点后面"（先局部找标杆推行试点，再全院展开实施），持续推进医院品质建设。

2. 细化品管圈推行路径和管理思路

对医院品管圈活动的推进也采取了上下结合的方式。自下而上是品管圈活动的本质要求，自发组圈、自主选题、自行活动；自上而下强调的是品管圈改善主题应符合医院品质方针和重点改善方向。虽然品管圈活动主体是一线员工，但组织推动一定要有自上而下的顶层设计。医院制定了《品管圈管理实施办法》，对品管圈的组建、注册、变更、注销、立项资助、日常活动管理、活动总结、成果发表、活动奖惩等各方面进行明确和规范。对医院开展的品管圈实行"两型三类"的分类管理，即问题解决型（单科室类、跨部门类）、课题研究型（课题研究类），在经费使用、活动开展规范等方面进行科学指导，同时积极引导有经验且能力较强的品管圈圈组开展跨部门或课题研究型品管圈。充分借鉴临床科研管理经验，实行类科研管理，实现圈组注册、立项论证、中期督导、结题验收、成果发表的全程质量控制。

三、活动媒体广泛宣导,浓厚品质文化氛围

(一)讨论辨析,达成共识,理解厘清品质内涵

医院品管圈活动目标的达成有赖于先进的品管理念。在组织建设完成的基础上,医院积极组织品质大讨论、品质大讲堂、品质大论坛等系列活动,通过一报(院报)、二网(军训网、学术网)、三会(办公会、院周会、员工大会),系统、全程地进行品管理念和质量标准意识的宣导,积极宣教"以患者为中心""全员参与""基于事实的决策""符合顾客的要求及期望"等现代质量管理理念,积极塑造"追求卓越、崇尚品质"的价值导向和"两员至上、一流发展"的价值追求。通过组织医院管理高级研修班,在院处领导、科室主任、护士长等医院核心管理团队层面达成共识,以此强力推进内驱型的品质建设,进而浓厚全院品管氛围。

(二)主题活动,竞赛激励,质量安全文化宣导

在医院整体筹划和组织推动下,全院开展了质量安全系列主题活动,开展各类质量竞技比武,强化全员质量安全意识,加强员工争先创优的荣誉感。医院组织"新桥品质——沟通与服务"系列活动,通过沟通课堂、剧本撰写、角色扮演、百家争鸣,强调有效沟通应做到完整、简明、体贴、言之有据、清晰、礼貌、正确的"7C"要求,不断提升员工的人文素养和沟通技能;通过开展"优秀病案展评""优秀病例演讲"活动,传承一代代新桥人卓越品质和质量安全文化底蕴;通过"纠纷案例解析""感控季讯""消防无小事""天使心理沙龙""拓展训练"等活动,用"需要、动力、目标、满足"的激励循环,来打造集"凝聚、合作、士气、文化"为一体的团队精神,从不同领域落地质量安全宣导内涵;通过举办"质量创新成果报告会""品管圈大赛""我是能手"等质量竞技比武,墙报展示宣传优秀案例和团队个人,表彰和奖励品管圈活动优秀圈组、优秀辅导员、圈长和圈员,以多种形式增加品管活动推行氛围。

四、着力实效培养团队,构建品管培训体系

(一)着眼实际,内训外学,分类分层系统培训

员工是医院品质改善活动的主体,其素质和能力的高低决定了品质改善活动的成败与成效高低。医院牢牢把住品质改善的主体,紧扣"质量管理为主轴、解决问题为主线、发展应用为目的"三个重点,通过内请外送、参观见学、培训讨论等形式,对医院中高层领导、内训师、品管骨干这三个核心管理团队开展系统培训,对一线员工开展共识营活动,从认识、知识、意识等各个层面达成一致,全

面提升全员实施品质改善活动的素质和能力。

1. 打造"双精"核心团队，开展中高层领导培训

为培养既懂科室发展又精于医院管理的领导者和机关，培养既精于专业技术又擅长科室管理的学科带头人和科室班子，医院按照"课程体系模块化、授课内容精品化、理论实践同步化、培训效果实用化"的要求精挑课程，开设了医院管理高级研修班。按照"三结合、四同训"的要求精选人员，让培训与研究型学科和人才建设相结合、与新任科室主任和护士长培训相结合、与品质管理骨干队伍建设相结合，确保机关与科室管理人员同训、业务与行政后勤管理人员同训、科室主任与护士长队伍同训、品管专家与在职管理人员同训，完成医院战略管理、运营管理、质量管理、管理工具等多个模块的培训。参训人员反响热烈，评价正面，形成了医院培训的新气象。

2. 打造医院"造血"能力，开展品管内训师培训

为构建医院自我"造血"功能和品管"种子"团队，精挑品管骨干外出参加培训，形成了一支由医疗、医技、护理、行政管理组成的跨部门、跨岗位内训师团队。医院内部组织内训师授课 86 场次、186 学时，主持品管专题讨论 8 场次。

3. 打造品管"支柱"力量，开展品管骨干培训

科室副主任、护士长等组成的品管联络员团队是推动品质建设的中坚力量，医院按照理论授课、案例观摩、讨论互动与实践操作四结合的方式，对有效沟通、服务规范电视片、品管圈、持续质量改进等落地生根的品管工具进行详尽翔实的培训，组建一支覆盖机关和一线科室的由 238 人组成的品管骨干队伍。

4. 打造品管保障"基石"，开展全院员工培训

医院员工要认识品管、理解品管，继而才能支持品管、践行品管。全院员工是孕育品管活动项目的"土壤"，是持续改进品管成效的"源泉"，是保障品管活动的"基石"。医院根据全院员工的不同岗位、不同序列开展全覆盖的品管知识普及。

（二）定位应用，着重实效，打造各类专培模式

医疗活动须以患者为中心，医院管理应以员工为中心。除技术水平与质量外，医疗服务品质的高低影响着患者的就医体验，关系到医院品牌声誉和长远建设发展。医院根据所学习的品管工具的特点，施行主题活动专培、工具实操专培等不同的培训模式，确保各类品管工具的正确掌握和合理、有效使用，进而激发全院人员主动发现不足和缺陷、主动参与和改进管理，树立人人品管、品管人人的良好氛围，促进医院特色品管文化的形成。

1. "沟通与服务"主题活动专培

医疗活动的本质是技术和服务。沟通是其基本活动形式之一，也是医务人员的基本技能。医院规范服务电视宣传片是通过视频形式对医院的服务活动，如医护服务、后勤保障服务、行政管理服务等工作流程进行标准化、规范化的情景再现，是与纸质标准化文件配套的可视化标准操作程序。医院开展规范服务电视宣传片编写与拍摄、小组式案例讨论、实景模拟演练和技能比武等多形式活动，教育员工好的服务和标准是什么，使员工参与、学习、实践，针对自身工作现场，编写不同场景下说与做的服务标准，提升沟通与服务技巧。

2. 品管圈方法实操专培

品管圈是员工参与最多、解决问题最广的质量改善活动。医院在充分调研培训需求和对品管工具深入解析的基础上，设置了品管圈"三阶六段"分层进阶培训（见图7-4），循序渐进地推进方法实践落地。初阶目标是掌握品管圈的基本方法和工具应用：一段针对问题解决型品管圈步骤及方法，二段着眼于品管手法的灵活运用与实战技能。中阶目标是在品管圈基础上，逐步掌握多维品管工具：一段学会根本原因分析（Root Cause Analysis，RCA）、失效模式与效应分析（Failure Mode and Effect Analysis，FMEA）等常用品管工具与品管圈的交叉运用及剖析品管圈案例，二段结合科研思路掌握课题研究型品管圈方法。高阶目标是培养创新型人才：一段掌握品管圈进化的详解与实践，二段需要对现有品管圈方法、手段进行研究和创新。通过理论授课、案例实战、参与式讨论等多种形式，品管圈辅导员、圈长、副圈长、后备圈长等品管圈活动骨干逐层进阶，人才梯队逐步形成。

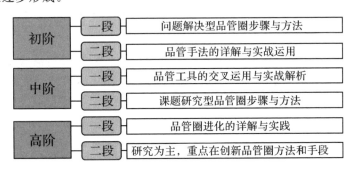

图7-4 品管圈"三阶六段"分层进阶培训

学术是引领管理不断前行的一盏明灯，质量活动开展的经验与教训、思考与观点需要不同形式的学术研讨和百家争鸣来提升。医院根据圈组活动经历和圈员能力，开展了分类学术引领课程（见图7-5），通过案例分享、关键问题研讨等形式对活动圈组进行指导，促进圈组开拓思维、创新理念，充分掌握和活用品管工具及品管圈活动步骤。

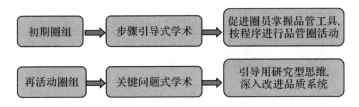

图 7-5 品管圈分类学术引领

五、适宜方法集群应用,递进开展品管活动

(一)按需引入,深耕细作,递进开展工具应用

医院将各类品管方法和工具,按事前、事中、事后不同的使用时机进行归类。根据需求,每年度主推对1~2项工具的深入学习和拓展应用(见图7-6),使员工掌握品管方法的本质和精髓,力求将工具学到位、将项目做到位。

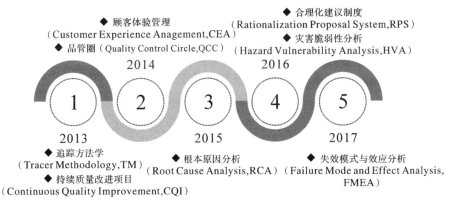

图 7-6 品管方法年度推进

(二)交叉互补,集群归组,创建"四维"管理模式

医院在品管方法与工具应用上展开研究和探索,以查找问题、寻找原因、持续改进、风险管控为主线,创新建立"查、找、改、控"四维品管方法集群应用新模式(见图7-7)。

在查找问题维度,整合运用"追踪方法+顾客体验管理"。一是系统组织专家进行质量检查。通过"等级评审回头看""专家为我来把关""品质管理面面观"等活动,以外请(JCI评审专家或等级评审专家)+内邀(医院品质管理专家组)的形式,先后组织6次系统检查。二是客观组织满意度调查。通过内调+第三方调查形式,围绕态度、质量、效率、流程、费用等方面,组织三员(病员、员工、军队伤病员)、五类(住院+门诊+服务保障+神秘顾客+专项调查)满意度

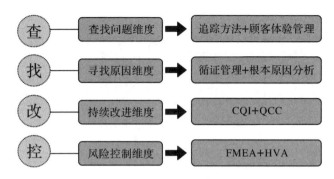

图 7-7　四维品管方法集群应用模式

调查,共调查 59834 人次,收集意见 4894 条,形成调查报告和专项分析报告 75 份。

在寻找原因维度,有效结合"循证管理＋根本原因分析"。遵循质量管理基本原则,用数据说话,依据事实查找原因。医院固定每两周召开住院总例会,每月召开医疗质量点评会,每季度召开医护质量分析会,每半年召开医疗安全形势分析会。通过典型案例分析讨论、有效数据分析解读等形式,查找管制失效、管理失控的原因,对高风险、高严重度的系统问题进行根因查找。

在持续改进维度,合理选用"品管圈＋持续质量改进＋精益管理＋6S 管理"。一是创新建立上下联动、项目牵引、制度保障、分类管理的品管圈应用新模式。在品管圈自发组圈、自主选题、自觉活动的自下而上的本质上,加入自上而下的领导管理,使品管圈活动更符合医院品质方针和医院改进重点方向。二是按照 FOCUS-PDCA 步骤,快速开展持续质量改进项目。三是聚焦消除浪费,提升速度和效率,探索使用精益管理。四是着眼于环境改善、素养提高和效率提升,局部运用 6S 管理。

在风险控制维度,科学选择"失效模式与效应分析＋灾害脆弱性分析"。一是针对新业务、新流程、新技术,提前进行失效模式与效应分析,提前预知流程中可能存在的高风险。二是针对突发事件应对,提前进行灾害脆弱性分析。

六、信息助力追踪监测,品质活动闭环管理

(一)监管滞后,质量参差,品管活动遭遇瓶颈

医院各项品管活动的递进开展,特别是品管圈项目数量和参与活动员工人数的增加,给品管圈推行管理带来了困惑和难题。调研发现,品管圈活动推进主要存在以下七大问题。①不便跟踪圈组开展情况,需要通过各种即时通讯方式进行询问或下科室了解。②无法实时掌握各品管圈进度而及时给予指导,致

使错误发现滞后,常需返工多个步骤。③虽对品管工具进行多次培训,但图表制作仍有错误,管理者需重复解答各种提问。④虽然提供了模板,但提交的成果报告书格式仍不规范。⑤圈组进程检查(中期、结题)耗费大量人力、物力和财力。⑥品管圈活动总结和数据统计不便,需人工分类和计算。⑦合格辅导人员不足,大面积同质化独立辅导实施较困难,致使不易在大范围内快速推行品管圈活动。圈组活动开展过程中存在以下四大问题。①由于品管圈的各个步骤逻辑性强,入门花费时间较长,所以圈员易产生畏难情绪。②各项手工文书、图表制作较烦琐,非专业的圈员绘制常需耗费较长时间。③因医院临床工作特性及岗位特点,人员在圈组活动时无法完全到齐,致使部分人员参与度不够。④圈组日常活动原始资料(记名式团队技巧、优先次序矩阵、头脑风暴等)保管困难。

(二)信息助力,驾驶导航,学做统管相得益彰

基于需求,医院在某科技公司搭建的医管互联质量管理与服务云平台上,将众多复杂的手工操作电脑化,将众多烦琐的管理工作信息化,实现了便捷管理、闭环管理和溯源管理,使决策层、管理层、操作层各取功能,具体如下。①决策层通过决策支持驾驶舱,实时了解医院圈组开展数量、类别、进度、员工活跃度及标准化成果等,便于掌握全局。②管理层通过准入审核、智能监控、专家评审等功能,满足主题把关、过程管理、线上监管、专家分配、评审回复、便捷统计等管理需求,避免主题重复或不适宜,实现智能管理。③操作层通过知识智库、路径导航、工具箱、交互平台、模糊检索等功能,可在线学习,避免逐层培训知识的丢失。随着问题型和课题型不同类别路径导航,快速掌握活动步骤并开展在线活动,在需要时适时选用工具箱。输入数据后,图表自动生成,格式统一规范并减少制作耗时。档案资料信息化保存并可导出打印,避免缺失。

在采取信息化管理和运行手段后(见图7-8~图7-10),品管圈活动进程加速,推进的难度降低,时间耗费减少,督导监管更到位,手法运用更熟练,圈员活动热情更高涨。

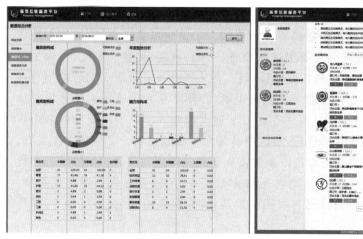

图 7-8　品管圈决策支持驾驶舱

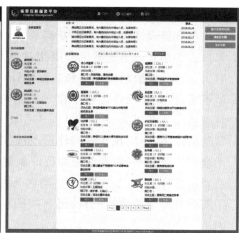

图 7-9　品管圈在线活动圈组

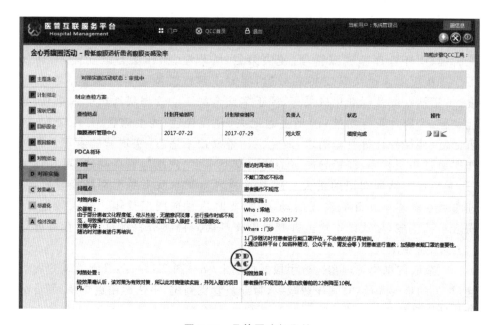

图 7-10　品管圈路径导航

七、推广交流影响扩大,品管成效开花结果

品质建设工程的实施使品管理念深入人心,品管工具落地生根,品管团队锻造成熟。通过系列品管活动,品管工作全面开花结果,初步形成了自觉的医院品管文化,实现从"一流品质"到"特色品牌"的转化,达到了"品质管理"、促进"能力提升"的目的,全面推进创新型一流特色名院的建设。医院在品质管理、

人才培养和科技创新等方面硕果累累。

医院现为中国研究型医院学会副主任委员单位,中国研究型医院学会医患体管理与评价专委会副主任委员单位,中国医院协会患者安全协作网成员单位,中国医院品质管理联盟常委单位,全国医院品管圈培训基地。品质改善案例获国际医院品管圈大赛金奖 1 项,全国质量创新大赛 QIC－I 级技术成果 1 项,全国医院品管圈大赛一等奖 2 项、二等奖 2 项。医院自主研发入院智慧管理系统、财务银行卡结算系统等具有自主知识产权的成果 158 项;主办国家级继续教育项目品质管理高峰论坛 4 场次,参会人员 2100 余人次。通过住院医师、临床药师、专科护理等 8 大类 27 个国家级培训基地,及国家微创脊柱外科质量控制中心、重庆市血液内科医疗质量控制中心、肾移植质控中心、心脏大血管外科(含心脏移植)医疗质量控制中心、美容外科质量控制中心、临床输血质量控制中心、医疗设备管理质量控制中心、护理质量控制中心 8 个质控中心,输出各级各类标准 278 项,培养各级各类专业骨干 3000 余人次。应邀在各级各类学术会议、大会上交流发言 70 余人次,从不同学术领域传播医院品牌文化和品质建设成果。

案例二 提高急性缺血性脑卒中患者 "Door-To-Needle" 合格率

圈　　名:白羽圈
活动类别:■护理　□医疗　□医技　□行政后勤
活动类型:■问题解决型　□课题达成型
所属医院:××大学附属第一医院
医院级别:■三级综合医院　□三级专科医院
　　　　　□二级医院　　　□企业医院或民营医院
所属科室:××大学附属第一医院急诊科

一、圈的介绍

(一) 圈名及圈徽意义

　　每根羽毛的生命是有限的,但只要存在一天,便会坚守呵护的使命和对生命的承诺。
　　一根羽毛虽轻若尘埃,随风飘荡,但是当众多的羽毛组成了翅膀,就可以展翅翱翔于蓝天,逆风而行,不怕艰难。
　　蓝色代表广阔的天空,可以让羽翼丰满的鸟儿自由飞翔。蓝色也是我们工作的状态,迅速而从容,忙碌而严谨。

(二)圈活动历程

第一期主题:减少转运过程中微泵电量不足的发生件数(改善幅度为66.66%)。

第二期主题:缩短抢救室患者检验危急值的处理时间(改善幅度为37.96%)。

第三期主题:提高抢救室患者与病房交接规范的人次数(改善幅度为64.41%)。

白羽圈介绍见表7-1。

表7-1 白羽圈介绍

白羽圈第四期活动团队介绍						
圈名:白羽圈				成立时间:2009年5月		
圈员人数:10人				平均年龄:27岁		
辅导员	赵×	性别	女	文化程度	硕士	职称	主任护师
	王×	性别	女	文化程度	本科	职称	主管护师
圈长	李×	性别	女	文化程度	本科	职称	主管护师

主要工作:负责急诊科患者抢救和护理工作,及急诊流程优化。

活动时间:2015.10—2016.11

圈成员	部门	姓名	性别	文化程度	职称	姓名	性别	文化程度	职称
	急诊科	来×	女	硕士	主治医师	王×	女	本科	主管护师
		郏×	女	本科	主管护师	阮×	女	本科	主管护师
		王×	女	本科	主管护师	叶×	女	本科	主管护师
		郑×	女	本科	主管护师	裴×	女	本科	主管护师
		徐×	女	本科	主管护师				
	质管部	李×	女	硕士	主管药师				
	卒中中心	梁×	男	博士	主任医师				
	信息部	杨×	男	硕士	工程师				

二、主题选定

(一)选题过程

活动选题过程见表7-2。

表 7-2　第四期活动选题过程

主题评价题目	上级政策	可行性	迫切性	圈能力	总分	顺序	选定
提高急诊预检分诊准确率	4.0	3.8	4.0	3.6	15.4	6	
缩短急性心梗患者就诊至 PCI 的时间	3.8	4.0	4.2	3.6	15.6	5	
提高急性缺血性脑卒中患者"Door-To-Needle"合格率	4.6	4.6	4.8	3.8	17.8	1	★
提高抢救室实习同学锐器伤发生率	4.6	4.0	3.8	4.0	16.4	3	
缩短抢救室患者辅助检查等待时间	4.0	4.2	3.8	4.0	16.0	4	
提高抢救室医护人员的有效沟通	4.2	4.0	4.2	4.2	16.6	2	

评价说明	分数	上级政策	可行性	迫切性	圈能力
	1	次相关	不可行	半年后再说	需多部门配合
	3	相关	较可行	下次解决	需一个部门配合
	5	极相关	可行	尽快解决	能自行解决

备注:以评价法进行主题评价,共 10 人参加选题过程,第一顺位为本期改善主题。

(二)"提高急性缺血性脑卒中患者'Door-To-Needle'合格率"相关名词解释

1. 静脉溶栓治疗是急性缺血性脑卒中管理指南推荐的首选药物治疗,在最佳的时间窗内给予正确的治疗是降低患者死亡率和致残率的关键。

2. "Door-To-Needle"是指患者抵达医院到开始静脉应用溶栓药物的时间,应≤60 分钟。

3. "Door-To-Needle 合格率"是指将"Door-To-Needle"划分为 5 个环节,记录每个环节的时间,每个环节用时≤目标时间为合格。

(三)急性缺血性脑卒中溶栓流程各环节时间的定义

1. 目标时间一:患者到达急诊室至查体及开出检查单的时间<10min。

2. 目标时间二:查体及开出检查单至检验科接收样本的时间<5min。

3. 目标时间三:检验科接收样本至心电图检查的时间<10min。

4. 目标时间四:心电图检查至开出溶栓医嘱的时间<20min。

5. 目标时间五:开出溶栓医嘱至开始静脉注射的时间<15min。

日期　　　　　　　姓名　　　　　　　床位　　　　　　　病历号						
急性缺血性脑卒中溶栓治疗各环节时间记录表						
目标时间（分）	项　目	负责人	是否完成	执行时间	备　注	签　名
0	患者达到急诊室时间	分诊护士	是　否	} 目标时间 一		
10	查体及开出检查	急诊医生	是　否			
	通知神内医生	急诊医生	是　否	} 目标时间 二		
	开通绿色通道时间	分诊护士	是　否			
	急诊护士抽血	急诊护士	是　否			
15	检验科接受标本时间	检验科	是　否	} 目标时间 三		
	神内科会诊时间	神内科医生	是　否			
25	ECG 检查	急诊医生	是　否			
	检验科完成所有检查	检验科	是　否			
	CT 检查时间	放射科	是　否			
	CT 正式报告时间	放射科	是　否	} 目标时间 四		
	医生谈话及签字时间	神内科	是　否			
	药房取药时间	神内科	是　否			
	药房供药时间	急诊药房	是　否			
45	溶栓医嘱	神内科	是　否	} 目标时间 五		
60	静脉注射时间	急诊护士	是　否			

图 7-11　急性缺血性脑卒中溶栓治疗时间记录表

(四)衡量指标

目标时间合格率＝目标时间合格的环节数÷(急性缺血性脑卒中溶栓患者数×5)×100％

备注:(1)每阶段用时在目标时间内即为合格;反之,为不合格。

(2)由于分诊未能及时筛查出疑似急性缺血性脑卒中,所以出现"Door-To-Needle"＞60 分钟的情况,视为目标时间一不合格。

(五)选题理由

1.《特定(单)病种质量管理手册》明确规定,急性缺血性脑卒中患者"Door-To-Needle"(从抵达医院到开始静脉应用溶栓药物的时间)应≤60 分钟。

2. 文献显示,欧美国家"Door-To-Needle"≤60 分钟的达标率为 71％～93％,≤45 分钟的达标率为 44％～66％。我院该指标达标率仅为 50.67％。

3. 心肺复苏指南及缺血性脑卒中管理指南均指出,缺血性脑卒中晚治疗

1 分钟,就会导致大约 200 万脑神经细胞受损,而缩短患者"Door-To-Needle"能提高患者功能恢复的成功率,降低致残率。

4. 绿色通道制度是急诊科的核心制度之一,而急性缺血性脑卒中正是需开通绿色通道的病种,可以借此主题来完善和优化绿色通道制度。

参考文献:

1. Jauch EC, Saver JL, Adams HP Jr, et al. Guidelines for the early management of patients with acute ischemic stroke:a guideline for health care professionals from the american heart association/american stroke association [J]. Stroke,2013,44(3):870-947.

2. 卫生部医院管理研究所,卫生部医院评审评价项目办公室. 特定(单)病种质量管理手册. 第 3 版. 北京:科学技术文献出版社,2012.

3. American Heart Association. AHA 2010 Guidelines for cardiopulmonary resuscitation and emergency cardiovascular care science[J]. Circulation,2010,122:S639-S933.

4. Heron MP, Hoyert DL, Murphy SL, et al. Deaths:final data for 2006[J]. Natl Vital Stat Rep,2009,57(14):1-134.

5. 刘江华,张剑锋,雷卓青,等. 不同院前急救方式对急性脑卒中救治的影响[J]. 中国全科医学,2010,13(32):3663-3665.

6. 孙刚,吴丽娥,王子超. 急性脑血管事件院前急救模式与预后的关系[J]. 中国急诊医学,2009,18(10):1114-1115.

三、活动计划拟订

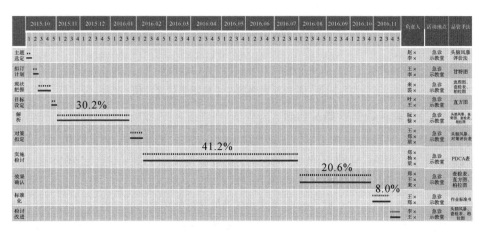

备注:"┄┄┄"为计划时间,"——"为实施时间。

图 7-12 第四期活动甘特图

四、现状把握

(一)急性缺血性脑卒中救治工作流程

急性缺血性脑卒中救治工作流程见图 7-13。

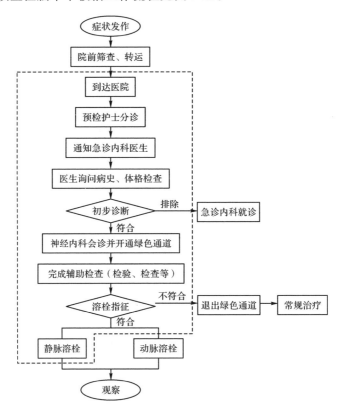

备注: ⬚ 为本期活动主题需要重点改进的部分。

图 7-13　急性缺血性脑卒中救治工作流程图

(二)改善前数据收集及分析

改善前,回顾性检查了 84 份急性缺血性脑卒中患者的溶栓流程单,共包括 420 个环节。其中,合格环节有 235 个,合格率为 55.95%;不合格环节有 185 个。此次品管圈主要分析不合格环节,数据详见表 7-3。

表 7-3　改善前不合格环节数据分析

目标时间	目标时间四	目标时间五	目标时间一	目标时间二	目标时间三	总计
不合格环节(个)	65	50	29	22	19	185
累计百分比(%)	35.10	62.20	77.80	89.70	100.00	100.00

(三)改善前柏拉图

改善前柏拉图见图 7-14。

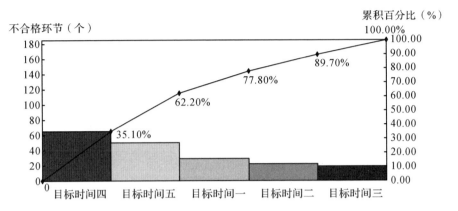

图 7-14 改善前柏拉图

(四)结 论

改善前,急性缺血性脑卒中患者"Door-To-Needle"合格率为 55.95％,根据 80/20 法则,本期活动改善重点为目标时间四(进行心电图、CT 等检查至开具溶栓医嘱的时间<20min)、目标时间五(开具溶栓医嘱至开始静脉注射的时间<15min)、目标时间一(患者到达急诊室进行分诊至开始查体及开出检查单的时间<10min)。

五、目标设定

(一)目标值

目标值＝现况值 ＋(改善值×改善重点×圈能力)×100％
　　　＝55.95％ ＋(44.05×0.778×0.76)×100％
　　　＝82.00％

(二)涨 幅

涨幅＝(目标值－现况值)/现况值×100％
　　＝(82.00％－55.95％)/ 55.95％×100％
　　＝46.56％

目标值和涨幅见图 7-15。

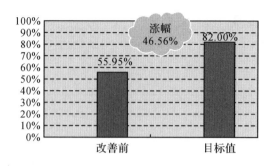

图7-15　目标设定

六、解　析

利用鱼骨图的方式对3项改善重点分别进行原因分析,并以重要性为依据进行评分。非常重要为5分,一般重要为3分,不重要为1分。对每一小原因进行逐条评分,得分最高的20%为要因。

(一)目标时间四不合格的原因分析

目标时间四指心电图检查至开出溶栓医嘱的时间<20min(备注: ⬭ 为选定的要因)(见图7-16和表7-4)。

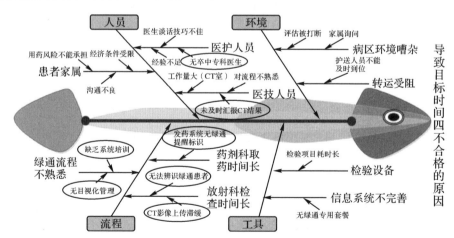

图7-16　目标时间四不合格的鱼骨图分析

表 7-4　目标时间四要因选定

编号	要因	圈员1	圈员2	圈员3	圈员4	圈员5	圈员6	圈员7	圈员8	圈员9	圈员10	总分	选定
1	医生谈话技巧不佳	1	1	1	3	1	3	3	3	3	3	22	
2	医技人员对流程不熟悉	1	3	3	3	3	5	3	5	1	3	30	
3	医护人员对流程不熟悉	5	3	1	5	3	1	3	3	5	3	32	
4	无卒中专科医生	5	3	3	5	3	5	5	5	5	5	44	★
5	放射科工作量大	3	3	3	1	3	3	3	1	3	1	24	
6	家属不能承担用药风险	3	3	1	5	3	1	5	3	5	1	30	
7	放射科未及时汇报检查结果	5	3	3	5	3	5	5	3	5	3	40	★
8	患者经济条件限制	3	1	3	3	1	5	3	3	1	3	26	
9	与家属沟通不良	1	3	1	3	3	1	3	1	3	3	22	
10	家属询问频繁	3	1	1	3	1	1	1	3	1	1	16	
11	医生评估被打断	3	1	1	3	1	1	3	3	1	3	20	
12	护送人员不能及时到位	3	3	5	3	1	3	5	3	1	3	32	
13	药剂科发药系统无绿通提醒	5	5	5	3	5	3	5	5	3	5	44	★
14	放射科无法识别绿通患者	3	5	5	5	5	3	5	5	5	5	46	★
15	放射科影像上传迟缓	3	5	5	5	3	3	5	3	3	5	40	★
16	绿通流程无目视化管理	3	5	5	5	5	3	5	3	3	5	42	★
17	缺乏绿通流程相关培训	3	5	5	5	5	3	5	3	3	3	40	★
18	检验项目耗时长	5	3	3	5	3	3	5	3	3	3	36	
19	信息系统无绿通专用套餐	3	5	3	3	3	3	3	3	3	5	34	

(二)目标时间五不合格的原因分析

目标时间五为开出溶栓医嘱至开始静脉注射的时间＜15min（备注：○○为选定的要因）（见图 7-17 和表 7-5）。

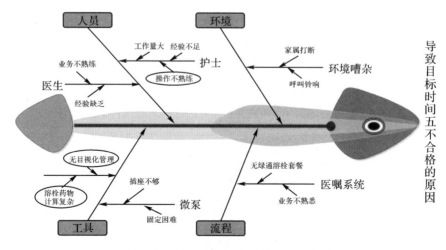

图 7-17　目标时间五不合格的鱼骨图分析

表 7-5   目标时间五要因选定

编号	要因	圈员1	圈员2	圈员3	圈员4	圈员5	圈员6	圈员7	圈员8	圈员9	圈员10	总分	选定
1	急诊医生业务不熟悉	1	1	1	3	1	3	3	3	3	3	22	
2	急诊医生经验缺乏	1	3	3	3	3	5	3	5	1	3	30	
3	急诊护士工作量大	5	3	1	5	3	1	3	3	5	3	32	
4	急诊护士操作不熟练	5	3	3	3	5	5	3	5	5	3	40	★
5	急诊护士经验不足	3	3	3	1	3	3	3	3	3	1	24	
6	频繁被家属打断	3	3	1	3	3	3	3	3	3	3	30	
7	溶栓体重计量表无目视化管理	5	3	5	3	5	5	5	5	3	5	44	★
8	溶栓药物剂量计算复杂	3	5	3	3	3	5	3	5	3	5	40	★
9	呼叫铃频繁响	3	3	3	3	3	3	3	1	3	3	30	
10	微泵使用插座少	3	1	1	3	1	1	3	1	1	1	16	
11	微泵固定困难	3	1	1	1	3	3	1	3	1	3	20	
12	医嘱系统无绿色通道的溶栓套餐	3	3	1	3	1	1	3	1	1	3	20	
13	医护人员对医嘱系统业务不熟悉	3	3	5	3	3	3	5	5	3	3	36	

(三)目标时间一不合格的原因分析

目标时间一指患者到达急诊室至查体及开出检查单的时间＜10min(备注：⬭为选定的要因)(见图 7-18 和表 7-6)。

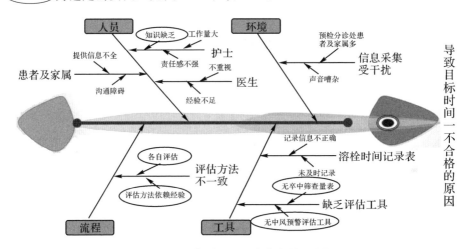

图 7-18   目标时间一不合格鱼骨图分析

表 7-6   目标时间一要因选定

编号	要因	圈员1	圈员2	圈员3	圈员4	圈员5	圈员6	圈员7	圈员8	圈员9	圈员10	总分	选定
1	患者/家属提供信息不全	1	1	1	3	1	3	1	1	1	1	14	
2	患者/家属沟通障碍	3	3	1	1	3	3	1	1	3	1	20	

编号	要因	圈员1	圈员2	圈员3	圈员4	圈员5	圈员6	圈员7	圈员8	圈员9	圈员10	总分	选定
3	预检护士知识缺乏	3	5	5	5	5	5	3	5	5	5	46	★
4	预检护士责任感不强	3	1	3	3	1	3	1	1	3	1	20	
5	急诊护士工作量大	1	1	3	1	1	1	1	1	3	1	16	
6	声音嘈杂	1	3	1	1	1	3	1	1	1	1	18	
7	预检分诊处患者和家属多	3	1	3	3	3	1	1	3	1	3	22	
8	溶栓时间记录表记录信息不正确	3	1	3	1	3	1	1	3	3	2	22	
9	未及时记录溶栓时间记录表	3	3	1	3	3	1	1	3	3	3	24	
10	医生不重视	1	3	3	1	1	3	1	1	1	1	22	
11	评估方法依赖经验	5	3	5	5	5	3	5	5	3	5	44	★
12	各自评估	5	5	5	5	5	5	5	5	5	5	48	★
13	医生经验不足	3	3	3	1	3	3	1	3	1	3	24	
14	预检系统无卒中预警评估工具	5	5	5	5	5	5	5	5	3	5	46	★
15	无卒中筛查量表	5	5	5	3	5	5	5	5	5	5	48	★

(四)目标时间四不合格的真因验证

目标时间四各阶段用时统计和可改进空间见表7-7和图7-19,真因验证见表7-8和图7-20。

表7-7 目标时间四各阶段用时统计表

	固定时间(分钟)	可改进时间(分钟)	可改进空间(%)
完成CT检查时间	7	20	74.07
药房供药时间	1	2	66.66
医生谈话及签字时间	5	2	28.57
完成心电图时间	2	0.5	20.00
完成血液检验时间	30	2	6.25

备注:固定时间指来回路程、机器运作时间等不可改变的时间。

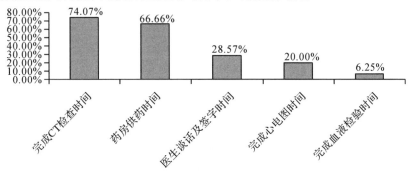

图7-19 目标时间四各阶段可改进空间

表 7-8　目标时间四真因验证

项目	不合格数（件）	累计百分比（%）
检验系统无法识别绿通患者	10	35.71
药房发药系统无绿通提醒	8	64.29
无卒中专科医生	7	89.29
缺乏绿色通道系统操作培训	2	96.43
绿色通道系统缺乏目视化提醒	1	100.00
CT 影像上传滞缓	0	100.00
未及时汇报 CT 正式结果	0	100.00
其他	0	100.00
总计	28	100.00

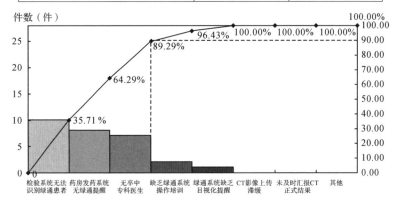

图 7-20　目标时间四真因验证柏拉图

（五）目标时间五不合格的真因验证

目标时间五不合格的真因验证数据统计见表 7-9、图 7-21 和图 7-22。

表 7-9　目标时间五真因验证

项目	不合格数（件）	累计百分比（%）
溶栓药物剂量无目视化管理	19	76.00
溶栓药物剂量计算复杂	4	92.00
护士操作不熟练	2	100.00
其他	0	100.00
总计	25	100.00

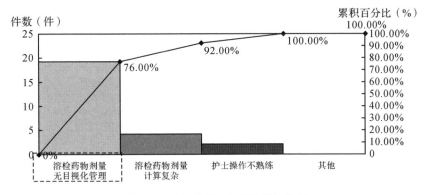

图 7-21 目标时间五真因验证柏拉图

(六)目标时间一不合格的真因验证

目标时间一不合格的真因验证数据统计见图 7-22。

患者到达急诊进行分诊至开始查体并开出检查单的时间＜10min。

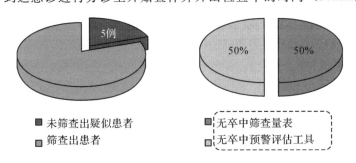

图 7-22 分诊未筛查出疑似患者饼图分析

(七)结 论

1.目标时间四不合格率高的真因如下。①检验系统无法识别绿通患者。②药房发药系统无绿通提醒。③无卒中专科医生。

2.目标时间五不合格率高的真因为溶栓药物剂量无目视化管理。

3.目标时间一不合格率高的真因如下。①无卒中筛查量表。②无卒中预警评估工具。

七、对策拟定

全体圈员就每一项评价项目,依可行性、经济性、圈能力等指标进行评分。评价方式:优,5 分;可,3 分;差,1 分。共 10 人参与评分,总分为 50 分,根据 80/20 法则。得分 40 分以上者为可行对策。

（一）目标时间四不合格的对策拟定

目标时间四不合格对策拟定见表 7-10。

表 7-10　目标时间四对策拟定表

真因	对策方案	总分	采纳	负责人	执行时间	对策编号
无卒中专科医生	1. 成立卒中诊治中心	42	★	梁×、李×、王×	2016 年 3 月 29 日－4 月 25 日	对策二
	2. 由专科医生加强对急诊医生的相关业务培训	28				
	3. 由医务科对急诊医生行专业知识考核	30				
	4. 优化绿色通道流程，在绿色通道医嘱系统中设置溶栓医嘱套餐	40	★	叶×、裘×、徐×	2016 年 7 月 12 日－8 月 1 日	对策五
	5. 巩固优化后流程，科室组织相关工作培训	42	★			
放射科无法识别绿色通道者	1. 由卒中诊治中心加强对放射科医技人员的疾病相关业务培训	32				
	2. 加强对放射科医技人员的影像学相关业务培训	38				
	3. 疑似患者由专科医生陪同进行 CT 检查	48	★	梁×、李×、王×	2016 年 3 月 29 日－4 月 25 日	对策二
	4. 在医生给急性缺血性脑卒中患者开出 CT 检查单后，放射科登记信息系统有智能提醒	46	★			
	5. 放射科系统自动识别绿色通道患者，并会自动优先给该患者第一顺位行 CT 检查	42	★			
无绿色通道药剂科发药提醒标识系统	1. 绿色通道系统一旦开具药物医嘱，药剂科信息系统中立即显示红色提醒条目并有声音提示	42	★	周×、郏×、阮×	2016 年 4 月 26 日－6 月 13 日	对策三
	2. 药剂科根据发药信息，提前准备好溶栓药物	44	★			
	3. 抢救室备有溶栓药物					

（二）目标时间五不合格的对策拟定

目标时间五不合格的对策拟定见表7-11。

表 7-11　目标时间五对策拟定表

真因	对策方案	总分	采纳	负责人	执行时间	对策编号
溶栓药物剂量无目视化管理	1.安排业务学习,对溶栓药物使用及监测进行培训	32				
	2.以工作组为单位,由护理组长负责对组员溶栓药物剂量计算进行考核	30				
	3.制作"静脉溶栓治疗体重与剂量对应表"	46	★	叶×、裘×、徐×	2016 年 6 月 14 日—7 月 11 日	对策四
	4.将"静脉溶栓治疗体重与剂量对应表"张贴于治疗室	44	★			
	5.在"静脉溶栓治疗体重与剂量对应表"内罗列各体重区间对应的药物使用量(初始剂量及维持剂量)	46	★			
	6.申领数台计算器,用以计算药物剂量					

（三）目标时间一对策拟定

目标时间一对策拟定见表7-12。

（四）实施的对策

对策一:优化急诊预检分诊系统,开发单病种评估模块,设计"脑卒中预警征象筛查量表"。

对策二:成立卒中诊治中心。

对策三:优化辅助科室信息系统,优先识别绿色通道患者。

对策四:溶栓药物剂量表可视化。

对策五:优化流程,加强培训,保证全部对策有效落实。

表 7-12　目标时间—对策拟定表

真因	对策方案	总分	采纳	负责人	执行时间	对策编号
无卒中筛查量表	1.设计"脑卒中预警征象筛查量表"	50	★	杨×、来×	2016年2月9日—3月28日	对策一
	2.与医生共同评估	30				
	3.查阅相关文献,采用文献推荐的量表进行筛查	32				
无脑卒中预警评估工具	1.在预检分诊系统中设置"脑卒中预警征象筛查量表"	48	★	杨×、来×	2016年2月9日—3月28日	对策一
	2.在预检分诊系统中设置发病时间窗提醒	42	★			
	3.提高对疑似急性缺血性脑卒中患者的分诊类别	46	★			
	4.在预检分诊系统中对分诊类别进行目视化管理	44	★			
	5.安排 N4 护士进行预检分诊					
	6.在预检分诊处放置辛辛那提脑卒中筛查表					
	7.开发"特定单病种评估"模块,并植入预检分诊系统	44	★	杨×、来×	2016年2月9日—3月28日	对策一
	8.安排业务学习,规范应用"脑卒中预警征象筛查表"	42	★	叶×、裘×、徐×	2016年7月12日—8月1日	对策五
	9.优化急性缺血性脑卒中患者溶栓流程,并制作流程图	40	★			
	10.组织以护理小组为单位的病历模拟训练	44	★			

八、对策实施

(一)对策一:优化急诊预检分诊系统,开发单病种评估模块,设计"脑卒中预警征象筛查量表"

对策一见表7-13。

表7-13 对策一

对策一	对策名称	优化急诊预检分诊系统,开发单病种评估模块,设计"脑卒中预警征象筛查量表"
	真因	预检分诊系统无脑卒中预警评估工具及无卒中筛查量表

改善对象:
1. 预检分诊系统缺少脑卒中、胸痛等单病种评估模块。
2. 预检护士凭经验进行分诊以识别疑似患者。
3. 分诊评估标准不统一,耗费时间不同。

改善内容:
1. 开发脑卒中、胸痛等单病种评估模块。
2. 设计"脑卒中预警征象筛查量表"

对策实施:
负责人:杨××、梁××、来××
实施时间:2015年2月9日—3月28日
实施地点:急诊科
1. 开发脑卒中预警征象评估模块,运用于预检分诊系统。
2. 设计"脑卒中预警征象筛查量表",设置于预检分诊系统。
3. 点击"脑卒中预警征象筛查量表"中的任意一项,患者分诊类别自动上升至Ⅰ类,并显示为红色,提示预检护士及时启动绿色通道。
4. 在"脑卒中预警征象筛查量表"中设置发病时间窗提醒框(发病时间≤3.5小时)。
5. 对全体急诊护士进行如何正确识别疑似急性缺血性脑卒中患者的培训,并规范应用"脑卒中预警征象筛查量表"

P D
A C

对策处置:
对策有效,继续实施,列入标准化作业;急诊预检分诊系统申请软件著作权

效果确认:

对策内容补充:

(1)设定"不同早期预警评价量表对急性缺血性脑卒中患者分诊筛查环节检出率及时间达标率的影响"为PICO问题,以"缺血性脑卒中/脑梗死;评价量

表/筛查量表;分诊/院前急救"及"acute ischemic stroke/cerebral apoplexy; stroke recognition/screening scale;pre-hospital emergency care"为检索词,在维普、万方、中国知网、Pubmed、Cochrane Library 及 EMBASE 6 个数据库进行文献检索,共检索到相关中文文献 4 篇、外文文献 5479 篇,对其中的 4 篇中文文献及 35 篇外文文献进行评读(检索路径见图 7-23)。

(2)比较国内外已开发和验证应用的 4 种脑卒中筛查量表,分别为急诊脑卒中识别评分量表(Recognition of Stroke in the Emergency Room,ROSIER),辛辛那提院前卒中评分量表(Cincinnati Prehospital Stroke Scale,CPSS)、面、臂、言语、时间评分量表(Face Arm Speech Time scale,FAST)及洛杉矶院前脑卒中识别量表(Los Angeles Prehospital Stroke Screen,LAPSS)。他们在急诊预检分诊中应用的敏感度见表 7-14。其中,CPSS 是美国心脏协会/美国脑卒中学会(American Heart Association/American Stroke Association,AHA/ASA)联合发布的《急性缺血性脑卒中早期管理指南》推荐的筛查量表,LAPSS 是指南推荐的院前脑卒中快速筛查工具。

(3)对我院脑卒中诊治中心的 56 例确诊病例进行回顾性研究,比较 4 种脑卒中筛查量表在我科预检分诊中应用的敏感度(见表 7-15 和图 7-24)。

(4)根据敏感度比较结果及国内外有关后循环脑卒中文献评读结果,拟定我科"脑卒中预警征象筛查量表"筛查条目,邀请我院脑卒中诊治中心 8 位专家进行专家咨询后,确定将"单一肢体麻木、无力,不能上抬、走路""不能言语或不能理解他人言语""头晕,步态不稳,视物成双""头痛,突然视物不清"4 项条目与 CPSS 整合成为我院"脑卒中预警征象筛查量表"。

(5)量表形成后,向包括神经内科专家、急诊专家、护理专家在内的 21 位专家发放问卷,进行效度检测。经计算,效度指数(Content Validity Index)为 0.71~1(见表 7-16)。同时,用该量表对 56 名确诊病例进行回顾性筛查,用以测定评定者间信度。经计算,$r=0.849$,$P<0.05$,有统计学意义。

(6)根据《特定(单)病种管理手册》的规定,在"脑卒中预警征象筛查量表"中设置缺血性脑卒中发病时间窗提醒(发病时间≤3.5 小时)。

(7)由神经内科专科医生组织相关培训。

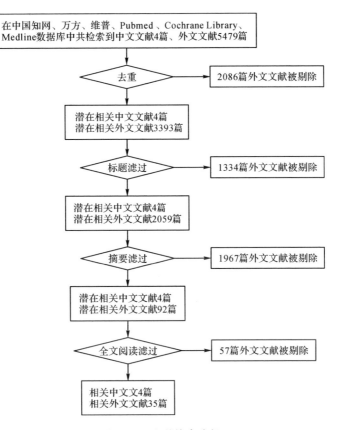

图 7-23 文献检索路径

表 7-14 4 种脑卒中筛查量表敏感度比较(文献报道)

文献类别＼敏感度(%)＼量表	ROSIER	FAST	CPSS	LAPSS
中文文献	78	76	79	—
外文文献	93	60	74	91

表 7-15 4 种脑卒中筛查量表敏感度比较(我院确诊病例 56 例)

循环类别＼敏感度(%)＼量表	ROSIER	FAST	CPSS	LAPSS
前循环	53.6	75.0	60.7	53.6
后循环	39.3	57.1	46.4	46.4

表 7-16　脑卒中预警征象筛查量表效度指数检测

筛查条目	适合	不适合	CVI
患者露齿或微笑时,单侧面部活动较另一侧差	21	0	1
闭眼平伸手臂 10 秒,单侧手臂下垂	20	1	0.95
语句不流利、说错字或无法说话	21	0	1
单一肢体麻木、无力,不能上抬、走路	21	0	1
不能言语或不能理解他人言语	21	0	1
头晕,步态不稳,视物成双	18	3	0.86
头痛,突然视物不清	15	6	0.71

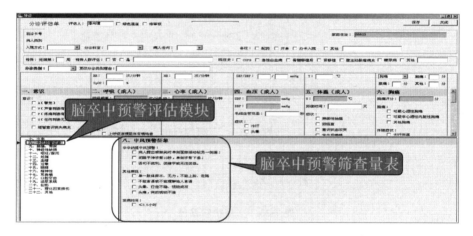

图 7-24　预检分诊系统操作界面

(二)对策二:成立卒中诊治中心

对策二见表 7-17。

表 7-17　对策二

对策二	对策名称	成立卒中诊治中心
	真因	无卒中专科医生

<table>
<tr><td>
改善对象:
1.疑似急性缺血性脑卒中的患者由急诊内科医生首诊。
2.若急诊内科医生初筛为疑似患者,则再请神经内科医生会诊。
3.CT 检查后需等待放射科出正式报告。
改善内容:
1.成立卒中诊治中心,在急诊科设立专科诊室。
2.疑似急性缺血性脑卒中的患者由专科医生陪行 CT 检查
</td>
<td>
对策实施:
负责人:梁×、李×、王×
实施时间:2015 年 3 月 29 日—4 月 25 日
实施地点:急诊科
1.在医务部协调下,成立卒中诊治中心,并在急诊科设立专科诊室。
2.疑似急性缺血性脑卒中的患者由卒中诊治中心专科医生首诊。
3.疑似急性缺血性脑卒中的患者由卒中诊治中心专科医生陪同进行 CT 检查,以便第一时间获取患者的影像学资料
</td></tr>
<tr><td>
对策处置:
对策有效,继续实施,列入标准化作业
</td>
<td>
效果确认:
改善前(目标时间四) 22.62%　改善后(目标时间四) 62.02%
改善前(目标时间二) 73.81%　改善后(目标时间二) 81.25%
</td></tr>
</table>

P | D / A | C

(三)对策三:优化辅助科室信息系统,优先识别绿色通道患者

对策三见表 7-18。

表 7-18 对策三

对策三	对策名称	优化辅助科室信息系统,优先识别绿色通道患者
	真因	放射科、药剂科等辅助科室不能识别绿色通道患者

| 改善对象:
1.放射科信息系统不能第一时间识别急性缺血性脑卒中患者的检查信息,无法安排患者优先检查。
2.急诊药剂科发药信息系统无法第一时间获取急性缺血性脑卒中患者的发药信息。
改善内容:
1.放射科信息系统能智能化识别绿色通道患者并安排优先检查。
2.药剂科信息系统能智能化识别绿色通道患者并优先发放药物 | 对策实施:
负责人:杨×、郑×、王×
实施时间:2015 年 4 月 26 日—6 月 13 日
实施地点:急诊科、放射科、药剂科
1.在医生给急性缺血性脑卒中患者开出 CT 检查单后,放射科信息系统中立即弹出醒目的提醒对话框并有声音提示。
2.放射科医生必须点击确认该对话框后才能执行后续操作,同时系统会自动为该患者设置优先第一顺位行 CT 检查。
3.绿色通道系统一旦开具药物医嘱,药剂科信息系统中立即显示红色的提醒条目并有声音提示。药剂科根据药物信息,提前准备好溶栓药物 |

P | D
A | C

| 对策处置:
对策有效,继续实施,列入标准化作业 | 效果确认: |

80.00%
70.24%
60.00%
40.48%
40.00%
20.00%
0.00%
改善前(目标时间五)　改善后(目标时间五)

(四)对策四:溶栓药物剂量表可视化

对策四,溶栓药物剂量表可视化见表7-19。

表7-19　对策四

对策四	对策名称	溶栓药物剂量表可视化
	真因	溶栓药物剂量复杂、费时且无目视化管理

改善对象: 　静脉 rt-PA 是脑卒中指南推荐的首选溶栓药物治疗,初始剂量、维持剂量等使用量需根据患者体重计算,耗时较多,影响溶栓药物的使用时间。 改善内容: 　溶栓药物剂量可视化	对策实施: 负责人:周×、郏×、阮× 实施时间:2015 年 6 月 14 日—7 月 11 日 实施地点:急诊抢救室 1.制作静脉溶栓治疗体重与剂量对应表,使不同体重患者的溶栓药物 rt-PA 首次剂量与维持剂量一目了然。 2.将静脉溶栓药物 rt-PA 治疗剂量表张贴于治疗室醒目位置
对策处置: 　对策有效,继续实施。 　在移动护理工作站安装给药速度计算器,根据患者体重自动计算药物初始剂量及维持剂量	效果确认: 改善前(目标时间五):40.48%　改善后(目标时间五):70.24%

(五)对策五:优化流程,加强培训,保证全部对策有效落实

对策五见表 7-20。

表 7-20　对策五

对策五	对策名称	优化流程,加强培训,保证全部对策有效落实
	真因	无脑卒中预警评估工具

目标: 　优化相关流程,制作流程图,通过各种形式的培训提高流程知晓率和落实率。 改善内容: 1.优化急性缺血性脑卒中患者溶栓流程。 2.优化绿色通道操作流程。 3.优化溶栓治疗各环节时间记录表。 4.开展各种形式的相关培训	对策实施: 负责人:叶×、裘×、徐× 实施时间:2015 年 7 月 12 日－8 月 1 日 实施地点:急诊科 　1.优化急性缺血性脑卒中患者溶栓流程和绿色通道操作流程,并在绿色通道医嘱系统中设置溶栓医嘱套餐。 　2.制作优化后的急性缺血性脑卒中患者溶栓流程图和绿色通道操作流程图,并张贴于抢救室。 　3.组织以护理小组为单位的病历模拟训练。 　4.组织护士进行"脑卒中溶栓流程"工作培训
对策处置: 　对策有效,纳入员工培训手册	效果确认: 改善前(目标时间四) 22.62%　改善后(目标时间四) 62.02% 改善前(目标时间五) 40.48%　改善后(目标时间五) 70.24% 改善前(目标时间一) 65.48%　改善后(目标时间一) 89.20% 改善前(目标时间二) 73.81%　改善后(目标时间二) 81.25%

九、效果确认

1. 查检 32 份溶栓流程单,共包括 160 个环节。

2. 其中,合格环节有 129 个,合格率为 80.63%。

3. 其中,不合格环节有 31 个,数据详见表 7-21。

4. 分析改善前与再次改善后的数据,P<0.01,差异有统计学意义(见表 7-22)。

表 7-21 再次改善后不合格环节数据分析

目标时间	目标时间四	目标时间三	目标时间五	目标时间二	目标时间一	总计
不合格件数(件)	10	8	6	4	3	31
累计百分比(%)	32.3	58.1	77.4	90.3	100	100

表 7-22 再次改善后数据卡方检验

	合格件数(件)	不合格件数(件)	P
改善前	235	185	0.0001
再次改善后	129	31	

5. 目标达成率 =(改善后-改善前)/(目标值-改善前)×100%

=(80.63%-55.95%)/(82.00%-55.95%)×100%

=94.74%

相关数据见图 7-25～图 7-27。

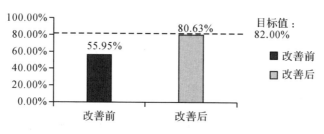

图 7-25 改善前、后数据对比

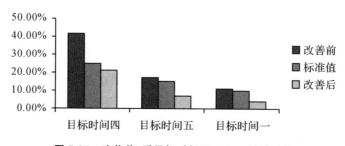

图 7-26 改善前、后目标时间四、五、一用时对比

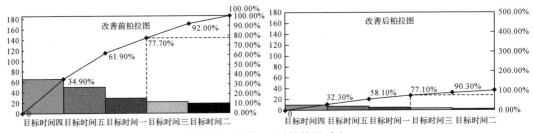

图 7-27　改善前、后柏拉图对比

6.无形成果见图 7-28。

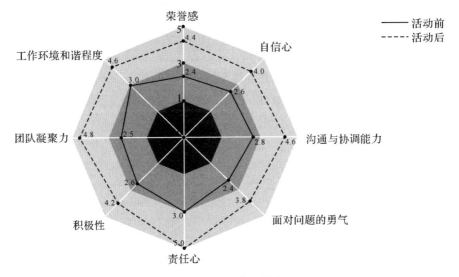

图 7-28　无形成果雷达图

十、附加效应

(一)发表论文

1.陆丽芬,潘向滢,柏云娟,等.智能化急诊分诊标准信息系统的设计和应用[J].中华护理杂志,2016,50(11):1335-1338.

2.潘向滢,汪利萍,张月清,等.脑卒中评价量表的研究进展[J].中华危重症医学杂志,2016,9:205-207.

(二)课　题

1.智能化急诊预检分诊系统的开发及应用研究,浙江省卫生厅。

2.危重患者智能评估识别系统在急危重症患者中的应用研究,浙江省科技厅。

3.涵盖前后循环的急诊预检脑卒中筛查中文量表的设计研究,2018 年浙江省医药卫生科技计划项目。

（三）评　奖

1. 参加第三届亚洲质量功能展开与创新研讨会暨 2018 中国质量奖交流大会，荣获一等奖。

2. 参加 2018AIIA 医学人工智能大赛，荣获新锐奖。

3. 参加 2018 中华护理学会创新发明奖，荣获流程创新奖。

4. 参加第四届中国护理质量大会，荣获护理质量提灯奖。

十一、标准化

标准化文件见图 7-29 和 7-30。

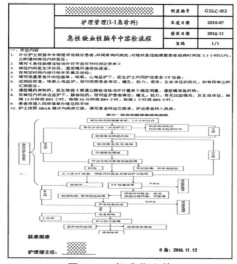

图 7-29　标准化文件

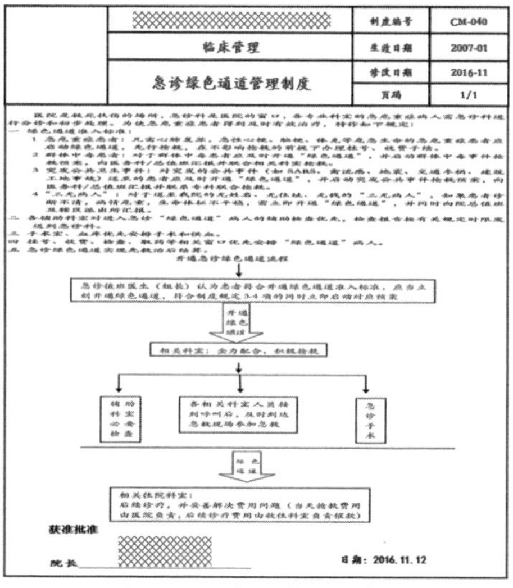

图 7-30　标准化作业书

十二、检讨与改进

检讨与改进见表7-23。

表 7-23　检讨与改进

活动项目	优点	缺点/今后努力方向
主题选定	切合实际工作	今后可选择有更多部门参与的主题
计划拟订	按计划完成各项工作	
现状把握	查检表设计合理,资料收集完整、真实可信,能充分暴露问题	今后可尝试用其他的查检工具
目标设定	目标设定合理	今后通过文献资料说明目标设定的合理性
解析	方法多样,解析较透彻	今后可尝试使用其他解析工具
对策拟定	拟定对策涉及多个部门,措施可行性强	对策拟定还可以更有创新性,思路更广
对策实施	多部门共同合作	部门合作时加强沟通
效果确认	完成目标,达到预期效果,并采用满意度调查的方法体现本圈活动的价值	
标准化	及时将有效对策标准化,巩固效果	
残留问题	卒中一体化管理有待改进	

十三、改善后持续质量控制

1. 以浙江省科技厅公益技术研究社会发展项目"应急社区建立的研究"为平台,普及急性缺血性脑卒中相关知识。

2. 与杭州市急救中心联动,进行卒中院前-院内一体化管理,建立微信联络群,以便及时获取疑似脑卒中患者的院前信息,提前启动卒中团队。

3. 完善卒中单元建设,制作宣传"快速识别脑卒中和发现脑卒中及时就诊重要性"的画册,并张贴于卒中单元。

4. 改善后效果维持见图7-31。

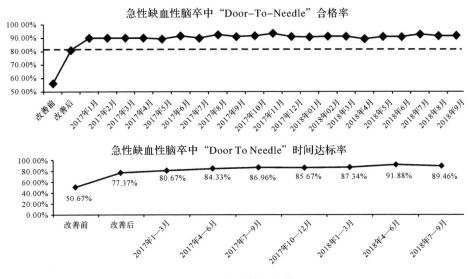

图 7-31 改善后效果维持图

十四、下期活动主题

下期活动主题为急性缺血性脑卒中血管内介入治疗标准化流程的构建。

附　件

附件一　问题解决型品管圈(QCC)活动成果报告书

圈　徽

品管圈名称

改善主题：＿＿＿＿＿＿＿＿＿＿＿＿＿＿＿＿＿＿
＿＿＿＿＿＿＿＿＿＿＿＿＿＿＿＿＿＿＿＿＿＿＿

活动单位：＿＿＿＿＿＿＿＿＿＿＿＿＿＿＿＿＿＿
＿＿＿＿＿＿＿＿＿＿＿＿＿＿＿＿＿＿＿＿＿＿＿

活动期间：＿＿＿＿＿＿＿＿＿＿＿＿＿＿＿＿＿＿
＿＿＿＿＿＿＿＿＿＿＿＿＿＿＿＿＿＿＿＿＿＿＿

一、上期活动追踪结果

(一)品管圈活动名称

(二)主题选取原因

(三)目标设定值

目标值＝现况值－改善值
　　　＝现况值－(现况值×改善重点×圈能力)

(四)效果确认

目标达标率＝(改善后－改善前)/(目标值－改善前)×100％

进步率＝(改善后－改善前)/改善前×100％

(五)效果维持情形

_____

_____

_____

(六)改进措施

_____

_____

_____

二、圈的介绍

(一)圈的组成

圈　　名：	圈	成立日期：	年	月
成员人数：	人	平均年龄：		岁
圈　　长：		辅导员：		
所属单位：		单位电话：		
圈　　员：				
主要工作： (以门诊药房为例:门诊患者药品调剂、门诊患者药物咨询、门诊药房药品储存与保管……)				
活动期间：　　年　　月　　至　　年　　月				

(二)圈名意义

■　与单位的关系：_____

■　表达对此活动的期盼：_____

■　语词的意思(分开、合并)：_____

(三)圈徽意义

■　与圈名之间的关系：_____

■　图形形态的意义(整体、个别)：_____

■　图形颜色的意义：_____

(四)圈活动特点

_____

_____

三、主题选定

(一)选题过程

主题评价题目	上级政策	重要性	迫切性	圈能力	总分	顺序	选定
							◎

	分数/评价项目	可行性	迫切性	圈能力	上级政策
评价说明	1	不可行	半年后再说吧	需多数单位配合	没听说过
	3	可行	明天再说	需一个单位配合	偶尔告知
	5	高度可行	分秒必争	能自行解决	常常提醒

注:以评价法进行主题评价,共_____人参与选题过程。票选分数:5分,最高;3分,普通;1分,最低。第一顺位为本次活动主题。

(二)本期活动主题(主题说明)

_____

_____

(三)名词定义

_____

_____

(四)衡量指标

_____

_____

(五)选题理由

1. 对同仁而言:_____

2. 对医院而言:_____

3. 对患者而言:_____

4. 对领导而言:_____

5. 对※※而言:_____

四、活动计划拟订

（一）活动计划拟订（形式一）

What	When													Who	Where	How
主题：	日期													负责人	开会地点	品管工具
	周数															
	主席															
P	主题选定															
	活动计划拟订															
	现状把握															
	目标设定															
	解析															
	对策拟定															
D	对策实施检讨															
C	效果确认															
A	标准化															
	检讨与反省															
	下期活动主题															
	资料整理															

（二）活动计划拟订（形式二）

月份 周次 步骤	年　月				年　月				年　月				年　月				年　月				年　月				年　月				负责人
	1周	2周	3周	4周	1周	2周	3周	4周	1周	2周	3周	4周	1周	2周	3周	4周	1周	2周	3周	4周	1周	2周	3周	4周	1周	2周	3周	4周	
主题选定																													
计划拟订																													
现状把握																													
目标设定																													
解析																													
对策拟定																													
对策实施与检讨																													
效果确认																													
标准化																													
检讨改进																													
成果发表																													

注：……为计划线，——为实施线。

五、现状把握

(一)与主题相关的工作流程图

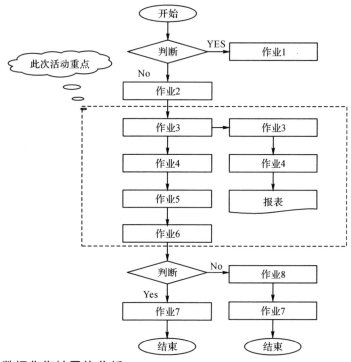

(二)数据收集结果的分析

期间：　　年　　月　　日至　　月　　日

收集对象：

查检表的制定：

日期 项目	/	/	/	/	/	/	/	/
合计								

备注：请以"正"的方式记录不良率的次数。

对数据结果的分析：

衡量指标的项目	数量	所占比例(%)	累计百分比(%)
其他			
合计		100	

(三)改善前柏拉图

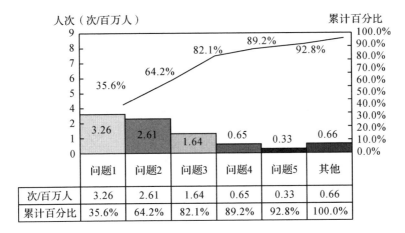

	问题1	问题2	问题3	问题4	问题5	其他
次/百万人	3.26	2.61	1.64	0.65	0.33	0.66
累计百分比	35.6%	64.2%	82.1%	89.2%	92.8%	100.0%

六、目标设定

(一)目标值设定:××（单位）

可计算效益（金额）：

量化指标:如×件数,×件数/百人,×件数/千人,×件数/万人等。

(二)设定理由

目标值＝现况值－改善值

　　　＝现况值－（现况值×改善重点×圈能力）

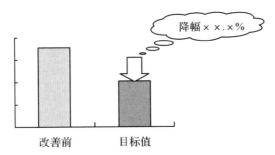

七、解 析

(一)从要因中辨明其重要原因（要因分析）

特性要因图：

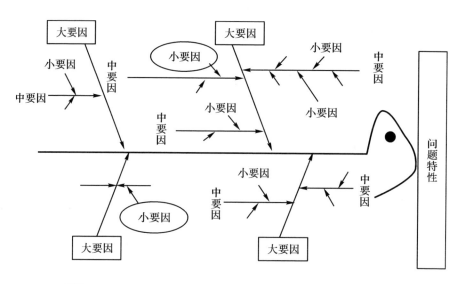

注：⬭ 表示要因

（二）依重要原因进行验证，找出真正原因（真因分析）

要因经过查检数据分析、柏拉图形式进行真因验证。

八、对策拟定

问题点	原因分析	对策方案	评价			总分	采纳	提案人	负责者	对策编号
			可行性	经济性	圈能力					

注：全体圈员就每一评价项目，依可行性、经济性、圈能力等项目进行对策选定。评价方式：优，5分；可，3分；差，1分。圈员共_____人。以80/20法则，_____分以上为实行对策。但本圈希望能有较高的达标率，所以全体圈员决定以_____分以上为实行对策，共计选出_____个对策。

九、对策实施与检讨

(一) 对策实施

对策 *n*	对策名称	
	主要因	

改善前: 　改善对象:What 　实施步骤:How 对策内容: 　1. 　2. 　3.	对策实施: 　负责人:Who 　实施时间:When 　实施地点:Where
对策处置: 　1.达目标列入标准 　2.未达目标再对策 　3.	对策效果确认: 　1.对策执行情形 　2.对问题点改善效果 　3.

（P D / A C）

(二)查检表——改善后数据收集

十、效果确认

(一)有形成果

1. 改善前、中、后数据

项目	改善前	改善中	改善后	备注
调查日期				
资料来源				
调查总人数				
数据				
合计				

2.改善后柏拉图

3.成果比较(柏拉图)

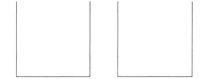

4.目标达标率

目标达标率 100%±10% 是不错的。若目标达标率高于 150% 或低于 80%,应提出说明。

目标达标率=(改善后数据－改善前数据)/(目标设定值－改善前数据) ×100%

进步率=(改善后数据－改善前数据)/ 改善前数据×100%

(二)无形成果

项目	改善前		改善后		活动成长
	总分	平均	总分	平均	
品管圈手法运用					
团队精神					
专业知识					
沟通协调					
活动信心					
责任荣誉					

注:由圈员_____人评分。每项每人最高为 10 分,最低为 1 分。总分为____分。

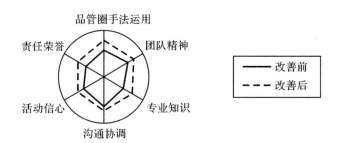

十一、标准化

标准化(n)

类别:□流程改善　□提升质量　□临床路径	名称:	编号	
		主办部门	

一、目的

二、适用范围

三、说明
　　(一)操作流程(流程图)

　　(二)内容

四、注意事项

五、附则
　　(一)实施日期

　　(二)修订依据

修订次数:		核定		审核		主办人	
修订日期:							
制定日期:							

十二、检讨与改进

(一)活动检讨

活动项目	优点	缺点或今后努力方向
主题选定		
活动计划拟订		
现状把握		
目标设定		
解析		
对策拟定		
对策实施与检讨		
效果确认		
标准化		
圈会运作情形		
残留问题		

(二)心得感想

十三、下一期活动主题

主题评价题目	上级政策	重要性	迫切性	圈能力	总分	顺序	选定
							◎

评价说明	分数/评价项目	可行性	迫切性	圈能力	上级政策
	1	不可行	半年后再说吧	需多数单位配合	没听说过
	3	可行	明天再说	需一个单位配合	偶尔告知
	5	高度可行	分秒必争	能自行解决	常常提醒

注:以评价法进行主题评价,共_____人参与选题过程。票选分数:5分,最高;3分,普通;1分,最低。第一顺位为本次活动主题。

十四、附件

附件二 课题达成型品管圈(QCC)活动成果报告书

圈徽

品管圈名称

课　　题：

活动单位：

活动期间：

一、圈的介绍

(一)圈的组成

圈　　名：	圈	成立日期：	年	月
成员人数：	人	平均年龄：		岁
圈　　长：		辅 导 员：		
所属单位：		单位电话：		
圈　　员：				
主要工作：				
活动期间：　　年　　月至　　年　　月				

(二)圈名意义

(三)圈徽意义

(四)圈活动特点

二、主题选定

(一)提出问题或课题

(二)主题评价

主题评价题目	上级政策	重要性	迫切性	圈能力	总分	顺序	选定
							◎

	分数	重要性	迫切性	圈能力	上级政策
评价 说明	1	次重要	次迫切	0%～50%	次相关
	3	重要	迫切	51%～75%	相关
	5	极重要	极迫切	76%～100%	极相关

注:以评价法进行主题评价,共＿＿＿人参与选题过程。票选分数:5分最高,3分普通,1分最低,第一顺位为本次活动主题。

(三)QC-STORY 判定表

课题研究型	关系程度	问题解决型
1.无既往工作经验,欲顺利完成首次面临的工作(新规业务的应对)		1.无既往工作经验,欲顺利完成首次面临的工作(新规业务的应对)
2.欲大幅度突破现状(现状突破)		2.欲大幅度突破现状(现状突破)
3.欲挑战魅力性质量、魅力性水平(魅力性质量的创造)		3.欲挑战魅力性质量、魅力性水平(魅力性质量的创造)
4.欲提前解决可预见的课题		4.欲提前解决可预见的课题
5.通过探究与实施新方案、新对策、新想法,可达成目标		5.通过探究与实施新方案、新对策、新想法,探究与实施可达成目标
判定结果	合计分数	判定结果

注:1.评价:是＝2分;否＝1分。

　　2.圈员＿＿＿＿人,实到＿＿＿＿人,各自评价给分,合计后确定。

(四)选题的理由

(五)课题查新结果

三、活动计划拟订

What	When										Who	Where	How
主题：	日期										负责人	开会地点	品管工具
	周数												
	主席												
P	主题选定												
	活动计划拟订												
	现状把握												
	目标设定												
	解析												
	对策拟定												
D	对策实施检讨												
C	效果确认												
A	标准化												
	检讨与反省												
	下期活动主题												
	资料整理												

注：┈┈为计划线，──为实施线。

月份 周次 步骤	年　月				年　月				年　月				年　月				年　月				年　月				年　月				负责人
	1周	2周	3周	4周	1周	2周	3周	4周	1周	2周	3周	4周	1周	2周	3周	4周	1周	2周	3周	4周	1周	2周	3周	4周	1周	2周	3周	4周	
主题选定																													
计划拟订																													
现状把握																													
目标设定																													
解析																													
对策拟定																													
对策实施与检讨																													
效果确认																													
标准化																													
检讨改进																													
成果发表																													

注：┈┈为计划线，──为实施线。

四、课题明确化

1. 把握现况水平

主题	把握项目	调查时间	调查对象及目的	调查地点	调查方法	调查团队	调查结果

2. 把握期望水平

期望水平就是指顾客、前后工序、上级的期望或自己希望达成的状态等期望状态或程度。

3. 望差与攻坚点的明确化

题目	掌握项目	现况水平	期望水平	望差值	攻坚点（候选）	评价项目（可依据主题变化）			总分	是否为攻坚点
						消除望差的可能性	圈员能力	顾客期望		
	1									
	2									
	3									
	...									
三段评价：强，5分；中，3分；弱，1分。圈员＿＿＿人。总分＿＿＿分以上可以判定为攻坚点										

4. 合并攻坚点

五、设定目标

(一)目标设定

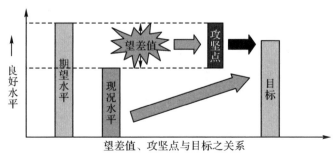

望差值、攻坚点与目标之关系

（二）目标可行性分析

六、方策拟定

根据攻坚点提出方案。

1. 评价标准如下。重要,3分;一般,2分;次要,1分。

2. 取各类分数需超过60%得分且单项得分高于全体圈员合计分数的60%分者。

单项:N×3×60%≒××分　　　总分:N×3×3×60%≒××分

3."★"代表选定的方案。

4. 合计圈员 n 人参与评分。

主题	管理项目	攻坚点	改善方案	期待效果					
				可行性	经济性	效益性	得分	效果顺位	判定

七、最适方策追究

（一）最适方策的探究

课题达成型品管圈最适方策探究表

课题	备选方策	障碍判定	副作用判定	消除障碍	评价项目					判定	负责人	实施时间	方案群组
					科学性	创新性	可行性	经济性	总分				

（二）方策群组 PDPC 法判定障碍与副作用

八、最适方策实施与检讨

对策一	对策名称	
	主要因	

改善前：
对策内容：
  1.
  2.
  3.
		对策实施：
		负责人：
		实施时间：
		实施地点：

	P | D A | C	

对策处置：
  1.
  2.
  3.
		对策效果确认：
		  1.
		  2.
		  3.

九、效果确认

(一)有形成果

1. 改善前、中、后数据

项目	改善前	改善中	改善后	备注
调查日期				
资料来源				
调查总人数				
数据				
合计				

2.成果比较

3.目标达标率

目标达标率＝(改善后－改善前)/(目标值－改善前)×100％

达标率 ＝ _____ ×100％

(二)无形成果

项目	改善前		改善后		活动
	总分	平均	总分	平均	成长
项目1:					
项目2:					
项目3:					
项目4:					
项目5:					
项目6:					

注:由圈员____人评分,每项每人最高10分,最低1分,总分为____分。

(项目可由圈员头脑风暴后确定,为6项或8项)

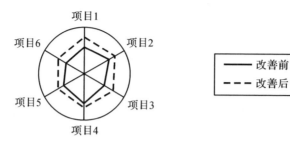

（三）经济效益与社会效益

十、标准化

标准化（×）

类别：□流程改善 □提升质量 □临床路径	名称：	编号：	
		主办部门：	

一、目的

二、适用范围

三、说明

　（一）操作程序（流程图）

　（二）内容

四、注意事项

五、附则

　（一）实施日期

　（二）修订依据

修订次数：						
修订日期：	核定		审核		主办人	
制定日期：						

十一、检讨与改进

(一)活动检讨

活动项目	优点	缺点或今后努力方向
主题选定		
活动计划拟订		
课题明确化		
目标设定		
解析		
对策拟定		
最适方策追究		
最适方策实施与检讨		
效果确认		
标准化		
圈会运作情形		
遗留问题		

(二)心得感想

十二、附加效应

十三、下期活动主题选定

(一)选题过程

主题 ＼ 评价项目	上级政策	重要性	迫切性	圈能力	提案人	得分	选定

注:以评价法进行主题评价,共____人参与选题过程。票选分数:5分最高,3分普通,1分最低,第一顺位为本次活动主题。

（二）下期活动主题

（三）选题理由

十四、参考文献

十五、附 件

附件三　国际医院品管圈大赛评分表

（由中国医院品质管理联盟提供）

国际医院品管圈大赛"问题解决型"评分表

序号	评审项目	评审要素	分值	扣分标准	得分小计
1	活动特征（16%）	1. 提出的主题背景较明确。 2. 主题具有高度与深度。 3. 主题释义清楚、计算公式正确。 4. 选题理由充分。 5. 文献分析具广度、深度	16分	1. 选题背景与主题缺乏关联性扣0~3分。 2. 主题缺乏深度和高度扣0~3分。 3. 主题释义不清楚（含衡量指标）扣0~3分。 4. 选题理由不充分扣0~2分。 5. 相关文献分析缺乏广度和深度扣0~3分	
2	计划性（16%）	1. 活动计划进度设计合理。 2. 现状调查完善。 3. 流程图制作规范。 4. 查检表设计完善。 5. 柏拉图绘制规范。 6. 目标值设定合理。 7. 图表应用规范	16分	1. 无活动计划进度表（甘特图），扣2分；进度表设计不合理或不规范，扣0~2分。 2. 现状调查方法不完整，扣0~2分。 3. 无改善前流程图或制作不规范，扣0~2分。 4. 无查检表或设计不规范，扣0~3分。 5. 无柏拉图或柏拉图不规范，扣0~2分。 6. 目标值设定不合理或圈能力与改善重点计算有误，扣0~2分。 7. 调查数据样本量过小，扣0~2分	

序号	评审项目	评审要素	分值	扣分标准	得分小计
3	解析（30%）	1. 头脑风暴到位，大、中、小因分析有针对性，且逻辑关联性较强。 2. 要因分析准确。 3. 要因评价表完整。 4. 查检表设计规范并附有实证原始资料。 5. 真因验证有依据，逻辑关联性较强，体现三现原则；样本量较充足。 6. 图表应用规范	30分	1. 头脑风暴不到位，大、中、小因分析不充分、不透彻、不正确，扣0～5分。 2. 无要因评价表或要因评价不准确或方法不合理，扣0～5分。 3. 无查检表，扣5分；查检表设计不规范，扣3分。 4. 无真因验证，扣6分；验证方法不合理或验证的真因不准确，扣0～5分。 5. 样本量过小。 6. 工具或手法应用不正确或不适宜，或图表应用不规范，每处扣0～2分	
4	实践力及活动成果（35%）	1. 对策拟定步骤完整、准确。 2. 拟定对策具体可行。 3. 对策实施规范有效。 4. 目标达标率科学合理。 5. 无形成果图表完整、规范、真实。 6. 标准化科学、规范、引导性强、易于应用。 7. 检讨与改进内容翔实，具有针对性，可操作性。 8. 图表无缺项，且应用规范	35分	1. 对策拟定步骤、方法不准确，扣0～3分。 2. 未针对真因充分、广泛地拟定对策方案，扣0～5分。 3. 拟定的对策不具体或缺乏可行性，每项扣0～2分。 4. 对策实施阶段的计划与执行内容要翔实、针对性强、前呼后应，每处错误或疏漏，扣0～2分。 5. 每项对策的有效性未评估或评估不正确，每处扣0～2分。 6. 无改善前后数据对比或图表对比，扣0～2分。 7. 目标达成率过高或过低，扣0～2分。 8. 无雷达图及其数值表，扣2分；雷达图或数值表不规范，扣0～1分。 9. 无标准化，扣5分；标准化不规范，扣0～3分。 10. 无检讨与改进，扣3分；检讨与改进的内容空洞或冗长，扣0～1分。 11. 无下期活动改善主题，扣1分。 12. 无成果巩固或效果维持，扣0～1分。 13. 工具或手法应用不正确或不适宜，或图表应用不规范，每处扣0～2分	

序号	评审项目	评审要素	分值	扣分标准	得分小计
5	现场发表方法（3%）	1. 热诚洋溢、明快有力、语言流畅、清晰。 2. 前后连贯与逻辑性较强。 3. PPT 制作水平较高，具有人文、艺术内涵及创意性	3分	1. 展示欠热情、洋溢、明快、流畅、感染力，扣 0~1 分。 2. 前后逻辑性不强，扣 0~1 分。 3. PPT 制作水平不高，扣 0~1 分。 4. 展示者仪表不整洁、着装不规范，0~1 分	
6	减分项：超时	整体汇报时间为 15 分钟。 医院和科室介绍时间为 1 分钟		比赛限定时间： 整体汇报时间为 15 分钟，每超时 1 分钟扣 1 分，以此累加，由记分员完成。 医院和科室介绍时间不得超过 1 分钟，每超时 1 分钟扣 1 分，以此累加	
合计					

国际医院品管圈大赛"课题研究型"评分表

序号	评审项目	评审要素	分值	扣分标准	得分小计
1	活动特征（10%）	1. 选题具有科学性、创新性、应用性。 2. 选题具有推广价值。 3. QC-STORY 判定客观准确。 4. 文献应用较系统、全面、深刻	10分	1. 选题缺少查新报告，扣 0~2 分。 2. 选题缺乏科学性、创新性、推广应用价值，扣 0~2 分。 3. 无 QC-STORY 判定分析，扣 0~3 分。 4. 有 QC-STROY 判定分析但不客观、欠准确，扣 0~2 分。 5. 文献分析不充分（文献总数不少于 15~20 篇；中国报告项目中，英文文献数不少于总数的 1/3），扣 0~5 分。 6. 文献分析缺乏广度、深度与客观性，扣 0~3 分	

序号	评审项目	评审要素	分值	扣分标准	得分小计
2	课题明确化与计划性（25%）	1. 课题明确化的内涵丰富、结构完整、层次分明、符合逻辑。 2. 模式构建图设计较科学、精准、直观,逻辑性较强。 3. 分层调查完整,项目数据翔实。 4. 活动计划进度设计合理。 5. 项目掌握分析全面、完整,望差值设定合理。 6. 攻坚点发掘准确。 7. 攻坚点选定表制作规范。 8. 攻坚点发掘与整合评价项目科学合理。 9. 目标值设定合理（应用标杆法）	25分	1. 课题明确化的内涵、结构、层次、逻辑有缺失,或内容简单、有错误,扣0~8分。 2. 无模式构建示意图,扣4分;有模式构建示意图但欠规范,扣1~2分。 3. 无活动计划进度表（甘特图）,扣3分;应用不规范,扣0~2分。 4. 项目掌握不全面,扣0~3分。 5. 无分层调查或项目数据失实,扣0~3分。 6. 期望水平设定不合理或望差值计算有误,扣0~2分。 7. 攻坚点发掘的评价项目不科学,扣0~2分。 8. 所发掘攻坚点不合逻辑或未进行科学整合,扣0~3分。 9. 目标设定值无科学依据,扣0~2分。 10. 标杆设定缺少论述（不少于100字）,扣0~2分	
3	方策拟定与最适方策探究（32%）	1. 方策拟定方法准确。 2. 拟定方策具体可行。 3. 方策评价方法科学合理。 4. 最适方策探究方法准确。 5. 障碍和副作用判定客观合理。 6. 消除障碍方法科学。 7. 应用PDPC法。 8. 图表应用规范	32分	1. 方策拟定不充分、不科学、不合理,扣0~5分。 2. 无方策拟定评价表,扣5分;方策评价不准确、方法不合理,扣0~3分。 3. 无最适方策探究表,扣7分。 4. 无最适方策评价,扣5分;评价项目或方法不合理、不准确,扣0~3分。 5. 无障碍判定或副作用判定（未应用PDPC法）,扣4分;判定不合理,扣0~3分。 6. 无消除障碍措施,扣4分;措施不合理,扣0~3分	

序号	评审项目	评审要素	分值	扣分标准	得分小计
4	执行力及活动成果（30%）	1. 方策实施规范有效。 2. 效果确认真实规范。 3. 目标达标率科学合理。 4. 有形成果真实有效。 5. 无形成果规范客观。 6. 标准化设计科学、规范、准确/易用。 7. 检讨与改进的内容具有客观真实性。 8. 图表应用规范	30分	1. 方策实施顺序不合逻辑，扣0～3分。 2. 方策实施描述不具体或有错误，每项扣0～3分。 3. 方策实施阶段的计划与执行内容要正确、规范、前呼后应，每处错误或疏漏扣0～3分。 4. 每项方策的有效性未评估或评估不正确，每处扣0～3分。 5. 无改善前后数据对比或图表对比，扣0～3分。 6. 目标达标率过高或过低，扣0～3分。 7. 无雷达图及其数值表，扣2分；雷达图或数值表不规范，扣0～1分。 8. 无标准化，扣5分；标准化不规范，扣0～3分。 9. 无检讨与改进，扣3分；检讨与改进的内容空洞或冗长，扣0～1分。 10. 无成果巩固或效果维持，扣0～2分	
5	现场发表方法（3%）	1. 热诚洋溢、明快有力，语言流畅、清晰。 2. 前后连贯、逻辑性较强。 3. PPT制作水平较高，具有人文、艺术内涵及创意性	3分	1. 展示欠热情、洋溢、明快、流畅、感染力，扣0～2分。 2. 前后连贯逻辑性不强，扣0～2分。 3. PPT制作水平不高，扣0～1分	
6	减分项：超时	报告时间20分钟，医院、科室介绍时间1分钟		比赛限定时间20分钟，每超时1分钟扣1分，以此累加，由记分员完成。医院、科室介绍不得超过1分钟，每超时1分钟扣1分，以此累加	
合计					

附件四　两岸医疗品质促进交流暨竞赛活动

_____主题改善组报名表

参赛编号：

机构名称				
机构地址			核定床位	
机构 负责人姓名		职称	电话	
联络人姓名		职称	电话	
			E-mail	
参赛项目 负责人姓名 （圈长、组长）		职称	电话	
			手机	
			E-mail	
品管圈圈名		（※ 非品管圈，可不填）	申请部门	
活动主题				
机构参与记录	机构开展该活动年资 _____ 年			

同意书

本机构依照"两岸医疗品质促进交流暨竞赛活动"的规定提出参赛申请，并同意主办单位运用该案所有参赛资料作为摄影、播放、出版及各项宣传教育、学术研究等活动推广用途，并配合出席主办方举办的品质提升推广活动。

○同意　○不同意

	身份证号	姓名	职称
参与成（圈）员			

（以上为获奖名单及面试参与人员，不接受更换成员）

	机构内部辅导员		
辅导员 *可不填，并请勿 与参与成（圈）员 重复或填单位名称	身份证号	姓名	职称
	外部辅导员		
	身份证号	姓名	职称	外部辅导员

如栏位数不够，请自行增加。

两岸医疗品质促进交流暨竞赛活动
_____主题改善组活动说明

机构名称	
活动主题	
关键字	
主题类型（单选）	○患者照顾　○病历记录　○时间效率　○成本效益　○安全环境 ○满意度　○教育训练　○民众参与　○其他(请说明_____)
运用手法 （可多选）	□流程改造　□平衡计分卡　□根本原因分析　□FMEA □标杆学习　□品质报告卡　□循证医学 □品管圈(○问题解决 ○课题达成) □其他(请说明_____)
患者安全 相关主题 （单选）	○提升用药安全　○落实感染控制　○提升手术安全 ○预防患者跌倒及降低伤害程度　○落实患者安全异常事件管理 ○提升医疗照顾人员间的有效沟通　○提升管路安全 ○鼓励患者及其家属参与患者安全工作　○加强住院患者自杀防治 ○强化医院火灾预防与应变

团队成立时间	____年____月____日	本期活动 起止时间	起	____年____月____日
			止	____年____月____日
团队负责人		团队成员		
平均年资	____年	平均年龄		____岁
所属单位		跨部门		○是　○否

两岸医疗品质促进交流暨竞赛活动
_____**主题改善组摘要内容**

参赛编号：

参赛活动主题 _____

一、计划
一、 　（一） 　　　1. 　　　　（1）

二、问题结构与对策措施探讨

三、对策行动过程

四、项目成果

五、总结